大展好書　好書大展
品嘗好書　冠群可期

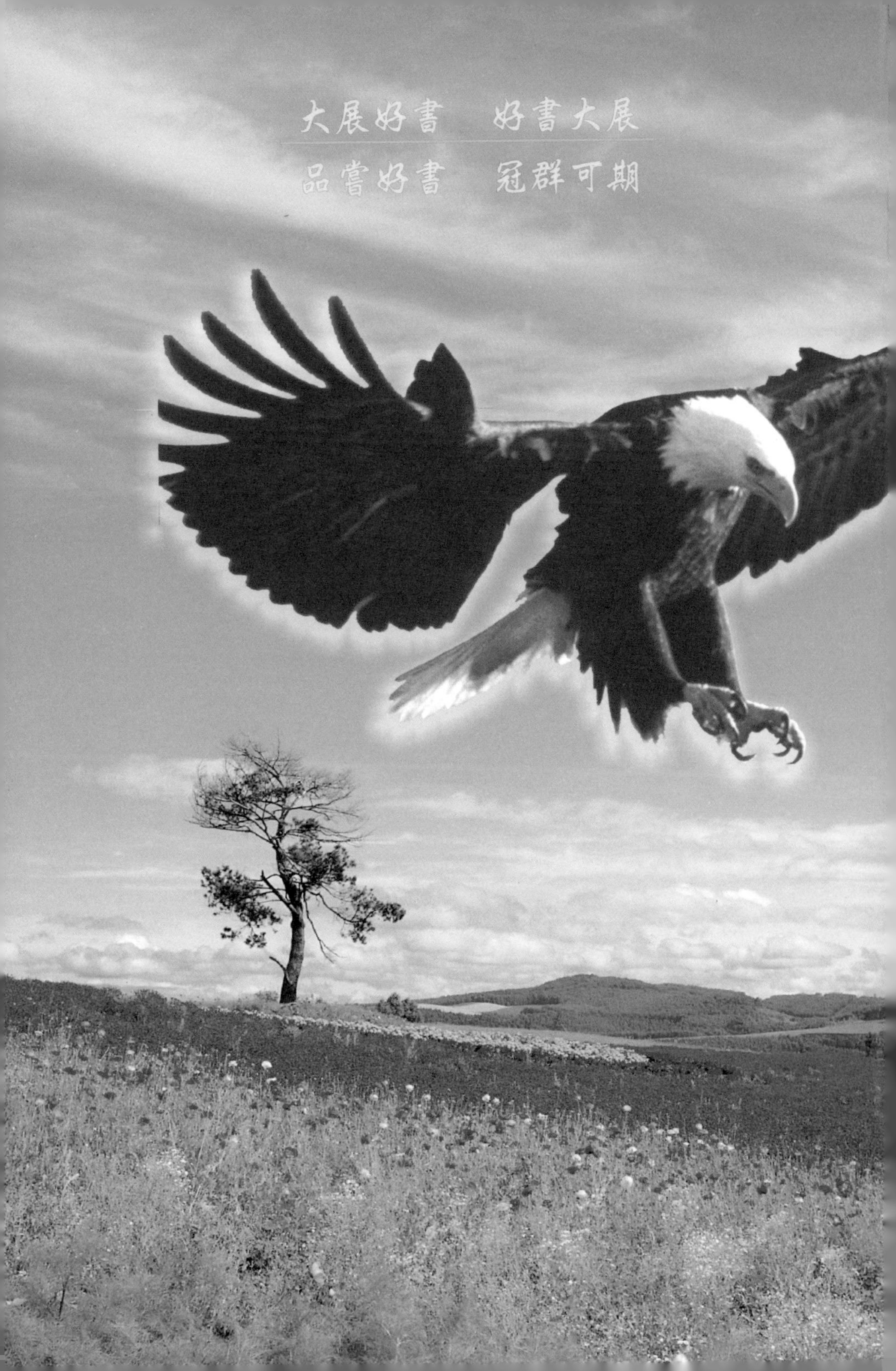
大展好書　好書大展
品嘗好書　冠群可期

元氣系列 3

綠茶治病寶典

桑野和民 著
陳永寬 譯

大展出版社有限公司

序

喜歡作菜的我，在長子要吃的時候，我就給他做附上赤鯨魚頭的日式菜，長女就給他法國料理的全餐，完全是外行人的手藝，因此，只要我一進入廚房作炒飯，妻子就說：「又要開始了……」並沒有特別吃驚的樣子，「該洗的東西又增加了……愛惹麻煩……」僅以如此無言的壓力看著我而已。

但，當最後我從茶罐把煎茶拿出來灑，說出「要吃綠茶」時，她就瞪大眼睛一眨一眨的。她不得已吃了一口後，便無視於得意洋洋的我，一言不發地開始收拾。

那個炒飯，已經是好幾年前的事了。以後，便從營養、嗜好、生理、生產，多方面地從事吃綠茶的研究。每次有動物實驗的結果出來，我就說：「吃綠茶真棒。」並把那優異的效果說了好幾次。太太最初並不積極。但是，太太現在也主動地吃綠茶。

不管我怎麼說，一直都半信半疑的妻子，經過NHK教育電視台，以及讀賣、朝日、每日、日經等報紙的記載，或廣播電台等許多大衆媒體的介紹，才終於能夠相信。

所有報導中得到最大迴響的，即是NHK「今天要精神抖擻」的晨間節目。一九九二年三月初，有連續三次的播放。據說那天因為迴響的電話，使得電台中心的業務停滯。大約一個月後，再播放對問題的回答，而有了連續五次的播放。那時候據說也有很大的迴響。這讓我確實地感受到現代人很關心健康。

如此的報導的確很難能可貴，正如我的妻子，這正是讓她能多方了解綠茶好處的絕佳機會。但他們曾一日三次來找我取材，我仍記得那疲勞的情形。

實在沒想到，那炒飯竟會引起如此大的話題，幸運的是，對於綠茶成分的生理效果，有很多專家從事多方的研究，結果也被廣大地報導，我想，我的提案因此才引人注目。

在如此之報導下，我也收到了許多讀者的經驗談。本書即選取其中幾則經驗談，並附上一些我的評論來加以介紹。

其他，如綠茶成分中兒茶酸等的生理效果，就依疾病別而加以整理。兒茶酸的效果，雖已了解至相當層面，但不明點仍很多，似手仍有尚未判明的效果。

綠茶自古以來就一直被當作飲料，和化學的藥不同，不必耽心副作用，可以安心地吃，若能把效果通知我的話，則更感到難能可貴。

本書若能對讀者的健康多少有些幫助，則感榮幸之至。

目錄

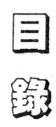

第二章　茶裡所含的有效成分和營養素

第三章　茶的種種效能

第四章　經驗談——吃茶而變得健康

第五章　使用茶的創意料理

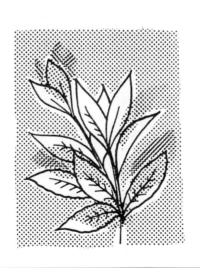

第一章

茶要吃了對健康較好

茶本來是當作藥來吃的

唐朝的陸羽，大約在一千二百年前就著作了『茶經』這本書。它是針對當時的茶，從各方面來加以解說，被當作「茶的聖經」，具有很重要的學術價值。

在此『茶經』中，有茶之醫學的部分，已寫有茶的藥效。其中，陸羽介紹團茶的喝法。所謂團茶，是把蒸好的茶葉，像作黏糕般地將之磨成一團，在太陽下使之乾燥，現在在中國仍有製作茶磚。把此茶磚用叫做藥研的器具磨成粉末狀，然後用絹布做的篩子篩過，放在沸騰的熱水中。再把茶連粉末一起喝下。不是煎來喝，是改變形式，將之全部吃掉。

把茶傳到日本的人物中，最有名的即是著作『喫茶養生記』（可說是日本茶經）的榮西。榮西把臨濟宗和茶帶到日本來，是在一一九一年。一九九一年正好是八百年的紀念，於靜岡縣舉行了討論會。而榮西所帶來的茶，實際上是抹茶。抹茶是使茶葉變細以全部喝下。亦即，這也是把茶吃進去。

在『喫茶養生記』中把茶記述為藥。有喝抹茶亦即吃茶，身體會變好、五臟會改善、壽

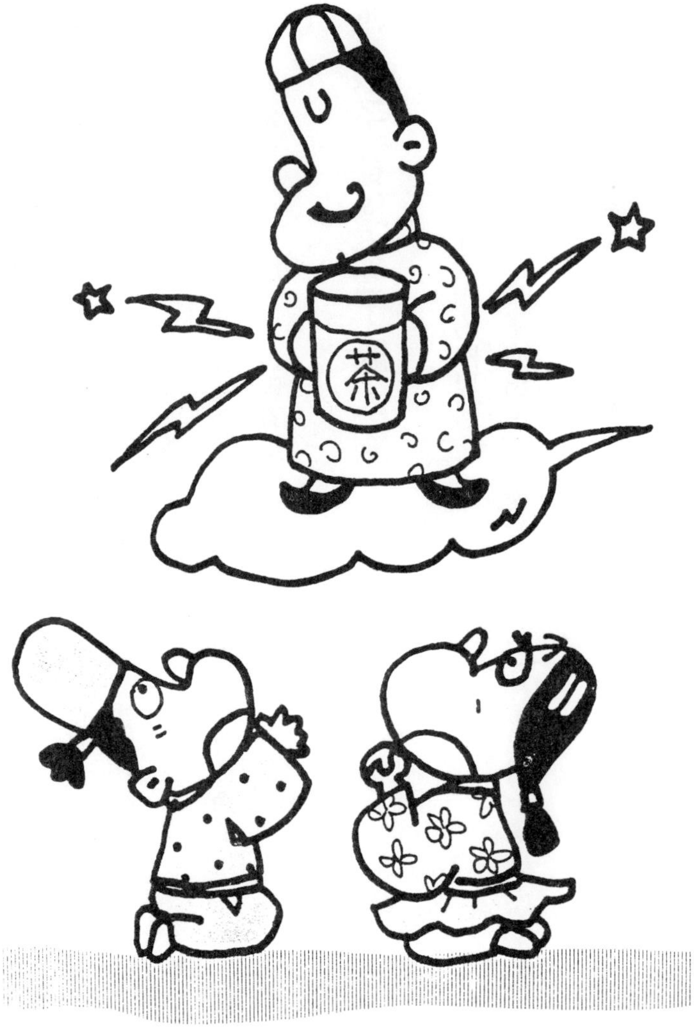
茶

命會延長，如此的記載。

抹茶的喝法是由千利休以茶道的形式加以完成。煎茶開始推廣是元祿時代將結束的時候。因泡茶而有名的永谷園永谷宗圓，製造了像現在這種蒸揉成針般的煎茶。

這樣回顧歷史來看，我們可瞭解茶原本是吃的。

而一般老百姓喝茶並不是很古老的事情，特別是像如日常飲食般地喝茶，在歷史上並非很長久。雖看似有長久歷史，但喝茶則是近年來的事。

連小孩子都增加了成人病

稍微瞭望一下現在我們的四周。

最近的報紙指出，小孩子亦出現成人病的徵候。而且聽說四十歲以上的十人當中，即有一人罹患糖尿病。

為何會像如此般地，連小孩子都被成人病所侵襲呢？

圖①是從一九五五年～一九九〇年為止，食品中熱量的攝取比例表。在一九五五年時，

圖①　食品之中能量的攝取比例

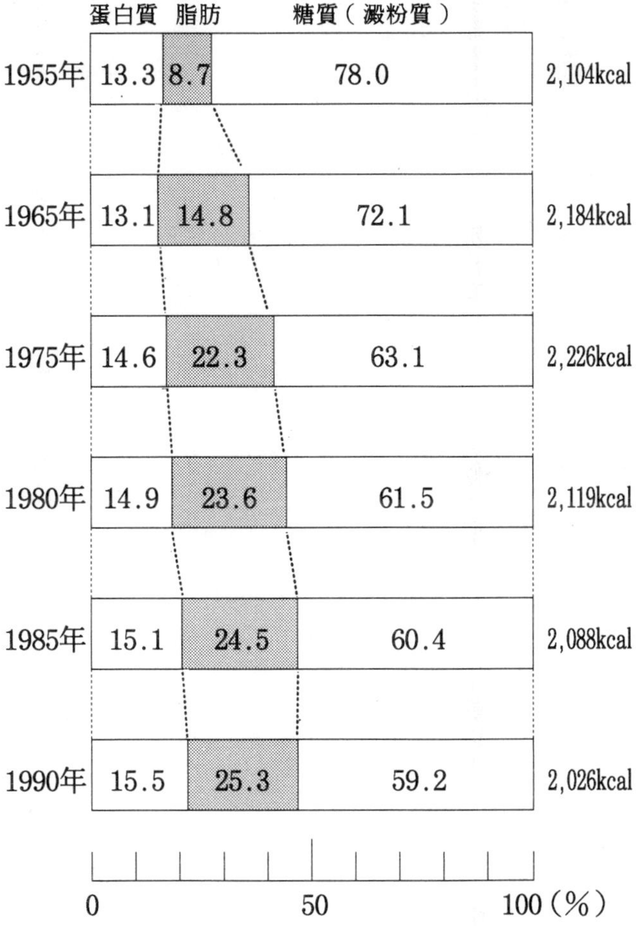

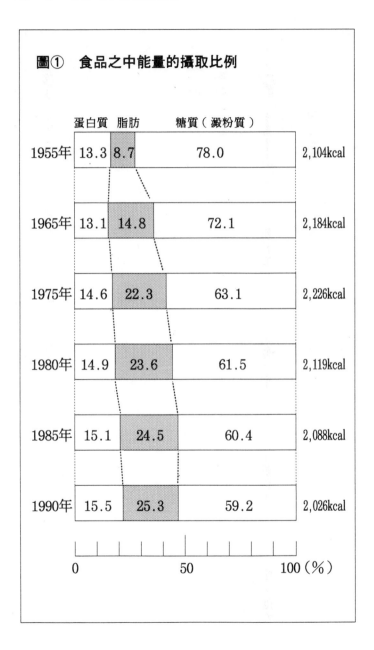

從麵包、米飯等含糖質（澱粉質）的攝取能量（卡路里）的，占百分之七十八。

之後逐漸地減少，到一九九〇年，已減少到六成以下（百分之五十九）。蛋白質的比例並無太大改變。那麼，是什麼增加了呢？是脂肪的比率增加。脂肪從百分之八•七增加到百分之二十五•三。

因為脂肪攝取過多，連小孩子也出現了成人病的症候群。此為重要的原因。其他尚有食物纖維不足等因素。

一察看增加的內容，一九五五年時，脂肪量的絕對量是二十公克。而動物性脂肪僅僅二•八公克。如果以奶油來看尚不足一小匙。然而到了一九九〇年，總量達五十七公克，增加約三倍。而動物性脂肪則增加到八倍的二十二公克。

如此動物性脂肪的增加，造成了成人病的增加，當然，我並非說動物性脂肪不好，而是若攝取過多的話會產生不良影響。

此百分之二十五•三的數字，以世界性來看是非常好的數字。只是在數字的背後，有攝取平均數的人，也有平均數以上的人。而在攝取過多的人當中，幾人中便有一人會出現成人病。

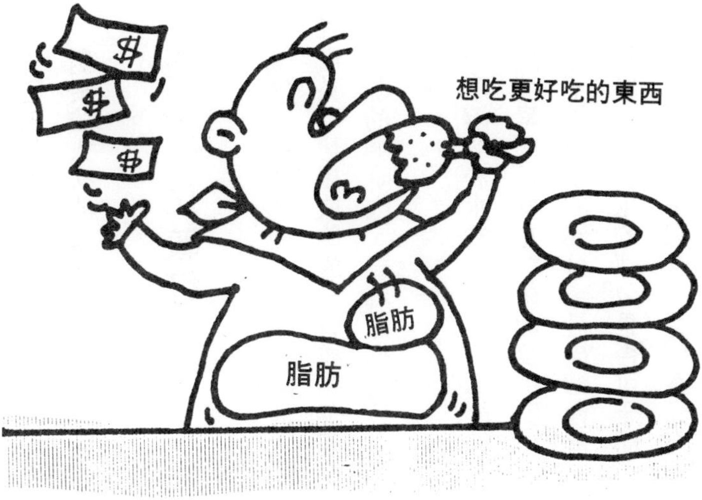

配合著高度成長期，脂肪的攝取量會增加，此不僅是日本的現象而已。

那麼，為何脂肪的攝取量會增多？這是因為含脂肪多的食品，吃起來較好吃之故。收入所得和脂肪的攝取量會成比例。收入所得高則脂肪的攝取量也會增加，所得低，則脂肪的攝取量就減少。這一點是不論哪個國家皆相同的。回頭想想看，好吃的東西較昂貴，所以所得增加就會去吃好吃的東西，而好吃的東西含有多量脂肪，因此就會攝取過多脂肪。

人類很容易用好吃不好吃來決定飲食生活。柔軟的比堅硬的好吃，有錢的話，就會吃上等的牛肉、吃油量豐富的季節性魚。因此，所得增加，成人病必也增加。

正因為是如此之時代，為了維持健康、創造健康，必須重新檢討茶的效能。對於成人病的預防，茶具有優異的效果。

茶用吃的比較好

圖②是把茶的成分，依能溶於水的部分和不溶的兩部分加以分開。而溶解於熱水的部分，即喝茶時可攝取的成分有成為茶澀味原因的兒茶酸（這是和健康最有關係的成分）、成為苦味之源的咖啡因、成為好吃成分之源的氨基酸、溶解於水的維他命類、石鹼精、及少許的食物纖維。

而不溶解於水的部分，有不溶於水的食物纖維、胡蘿蔔素、維他命E、Chlorophyll等。胡蘿蔔素即是含在紅蘿蔔及南瓜裡面的橙色成分，Chlorophyll是葉綠素。

此不溶於水的部分，最後總會留在茶壺中，並被當成茶渣丟棄。

那麼，溶於水的部分是否可全部利用呢?雖可用熱水沖泡好幾次，充分利用，但是喝茶時並不會一直榨著喝。若想使茶好喝，則如圖所示，沖三泡，則約可攝取三成的成分。其他

圖②　茶的成分

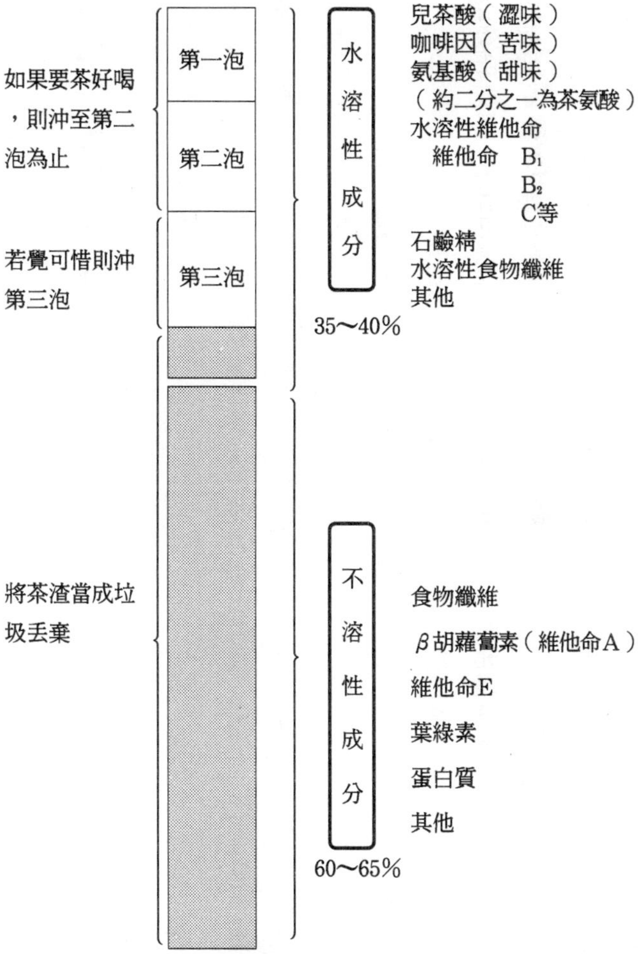
如果要茶好喝，則沖至第二泡為止
若覺可惜則沖第三泡
將茶渣當成垃圾丟棄
第一泡
第二泡
第三泡
水溶性成分
35～40%
兒茶酸（澀味）
咖啡因（苦味）
氨基酸（甜味）
（約二分之一為茶氨酸）
水溶性維他命
維他命　B1
B2
C等
石鹼精
水溶性食物纖維
其他
不溶性成分
60～65%
食物纖維
β胡蘿蔔素（維他命A）
維他命E
葉綠素
蛋白質
其他

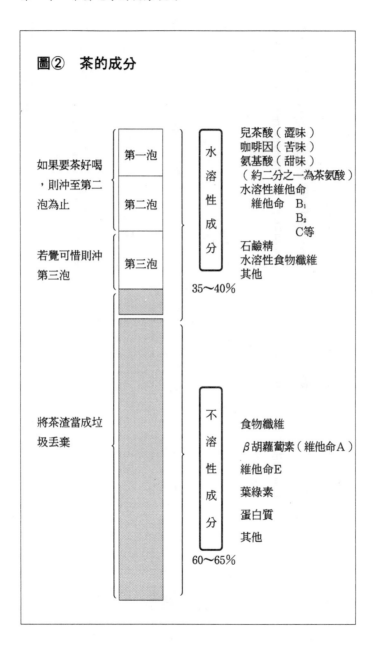

的七成則被丟棄。但是，茶渣很難吃。因此，若要有效地利用茶，則把它吃下去比較好。

一天吃六公克的茶會很好

那麼，吃茶可以得到多少營養素呢？

圖③是表示喝時、吃時，各能夠攝取多少營養素，並表示出對成人男子一天營養需要量的比例。所謂需要量，即是若在一天內攝取這些營養素的話，就可以「過健康生活」的標準。

若喝三杯第一泡的上等茶，維他命C的攝取量就能達到需要量的百分之十。但，接下去就只有一點點。因此，只憑喝茶而想攝取健康的營養素，是很困難的。

當然，若喝一公升的話，即可攝取足夠的營養素。此一公升的量，是經許多動物實驗，把人的兒茶酸之有效攝取量，定為一天一公升的小國教授以及其他許多老師的意見。又，胃癌及腦中風之死亡率大幅低於全國平均的靜岡縣川根地區，據說一天都喝二公升的茶。但是，一般人還要喝其他的東西，故要喝一公升以上的茶是很困難的。而粗茶和番茶的效果很差。必須要中級以上的煎茶才能泡得好。如此一來，便需要二十公克的茶。我想不如吃茶比較

圖③　茶六公克所含的微量營養素

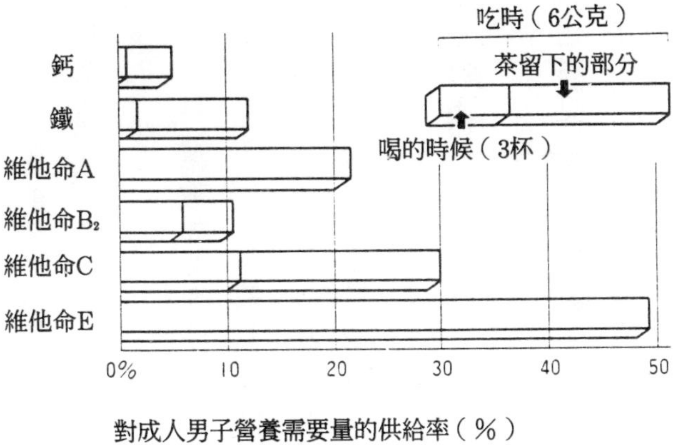

表①
推薦一天吃茶六公克的理由
①上等煎茶一次的分量
②不必勉強即可愉快地吃的量（一餐二公克）
③能攝取相當多的脂溶性維他命類、食物纖維等。
④期待著以動物實驗、國民營養調查等來計算生理效果。

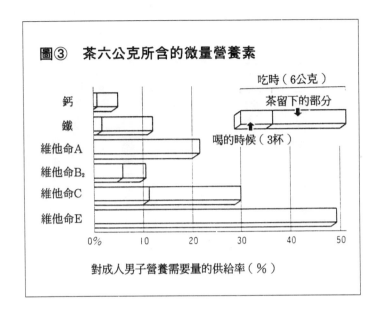

好。而且，與其喝，還不如把茶都吃下，更能把茶的效能百分之百地攝取。

若一天吃六公克的茶，就能足夠攝取一天中所必要的營養素。變成體內維他命A的胡蘿蔔素可攝取需要量的二成以上；而被認為對癌的預防、老化防止等有幫助的維他命E，則可攝取需要量的一半。

想從其他食品攝取如此多之維他命E是相當困難的。含有較多維他命E的食品是硬果類及食用油類。例如杏仁，若要攝取相同的量，則必須吃十數粒才行。吃了如此多杏仁的話，會產生八十多千卡的卡路里，但是茶的卡路里則幾乎等於零。

食物纖維則可攝取需要量的一成。其他的成分，吃了皆可大量攝取。

研究吃茶的方法

我們知道將茶吃了較能攝取多量的營養成分。但是，把茶用調羹撈出來吃實在不可口。吃了也不好吃。若叫你「每天吃」，真的會無法下嚥。

因此，必須研究如何把茶吃得好吃。

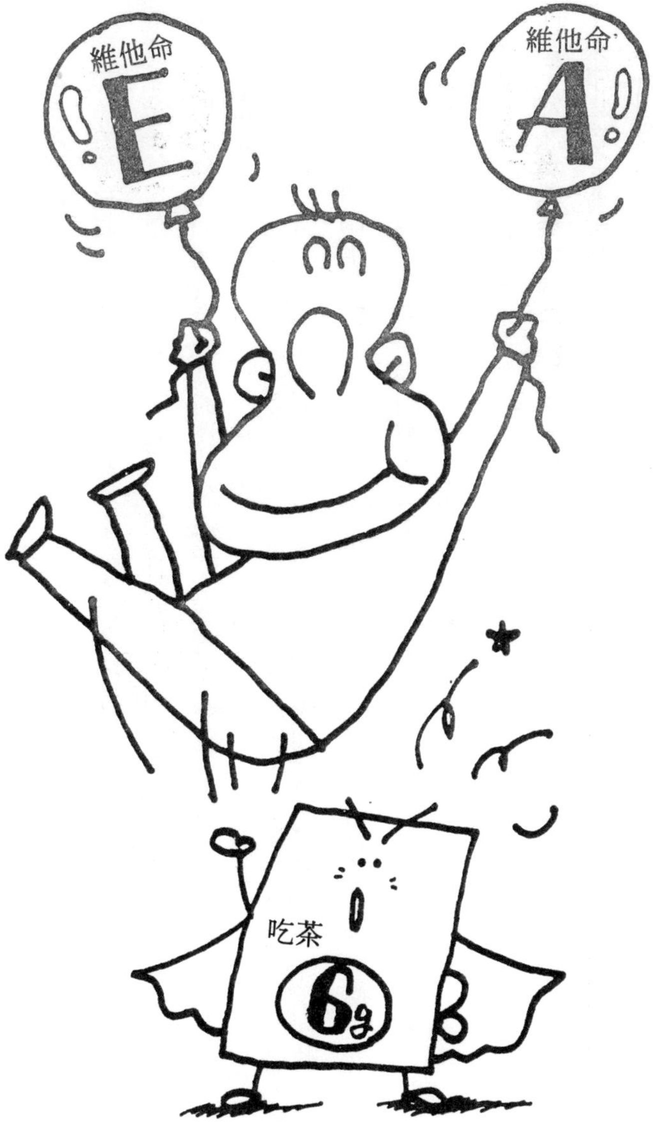
維他命
E
維他命
A
吃茶
6g

大約三年前，我讓學生連續一個月每天吃茶十公克，然後檢查血液的狀態。此時，便對種種料理使用了茶。

例如，冷凍豆腐。把茶切細，用熱水稍泡，煎茶不能不磨細就泡，因為它會整個泡開，變成和茶渣一樣，這樣子就會很不好看。把切細的茶用熱水泡，會變得柔軟，相當不錯。除了冷凍豆腐之外，尚可混合種種的藥味來使用。或者是灑在麵線上面，以藉此來調味，其外觀也非常漂亮。

一九九二年八月，我曾邀請大阪的日本第一調理師專門學校的老師，製作了種種的日本料理。在油炸的粉中加上茶，或作茶粥，或放在磨碎的魚肉中。或放在油炸豆腐中炸，或放在花枝飯中。這些吃起來都非常好吃。色調也不錯。也放在田樂豆腐的味噌中。放在白味噌中的茶色會呈現得很漂亮。又，用炭火燒烤的牛肉也很適合。

若放在年糕裡面，會變成像艾草般的鮮綠色糕。這是我請越後年糕店做的。既然適合年糕的話，當然烏龍麵也適合。

像如此之茶，對於任何料理皆適合使用。專門學校的日本料理老師說：「茶不會干擾別的素材，固此作任何料理時皆可使用。」亦即，也許會稍微意外地感覺到，沒有茶味混在這些料理中，幾乎感覺不出茶味。

日本茶的香氣是無法品嚐的。咖啡的芳香會瀰漫在四周，但日本的綠茶則難以體會它的香味。有香味的，只有具有澀味的綠新茶而已。茶香本來就是很淡的，因此，做任何菜皆可使用。

想到味道方面，也立刻會感覺有澀味或苦味，但實際上吃看看，並不會有上述異味。但是，再反過來說，所謂的料理不僅是要品嚐而已，所看的外觀也很重要。

又，若可使用的料理有限的話，就不能每天吃。要能夠用於種種料理，且不厭倦的，才能每天吃。此點和飯是相同的。

西式料理亦可使用。漢堡中若放了茶，不說的話，是不會知道其中有茶的。作麵包時，也可把茶混合在其中一起烤。並可灑在三明治、土司上，或者也適合摻在意大利麵、馬鈴薯沙拉中。

我曾請資生堂美容院的法國廚師傑克•波利亞用茶作了些道地的法國菜。他也說：「茶不會干擾別的材料。」

那麼，中國菜如何呢？當然可以使用。我吃茶最初所用的菜即是炒飯。把煎茶放入料理

表②		
綠茶食譜		
裙帶菜飯（茶）	柳葉魚磯邊炸（茶）	法國馬鈴薯
海帶飯	通心粉沙拉（茶）	水果混合飲料
嫩煎雞肉（茶）	油菜涼拌	牛乳

表③				
綠茶料理的問卷調查結果（數值是人數）				
	4年生	5年生	6年生	總計(%)
	65	71	54	190（100）
好吃	52	49	44	145（76）
芳香	2	1	4	7（4）
顏色佳	2	1	0	3（2）
想再吃	12	7	9	28（15）
不知有茶	15	20	11	46（24）
有點苦	6	5	4	15（8）
沒有放茶比較好	0	4	0	4（2）
不好吃	2	0	0	2（1）
其他	0	0	2	2（1）

問卷調查集計法：讓受訪者自由記載，並計算上述分類表現，以及有相同涵意的人數。重複表現的（例如因好吃而想再吃的），則各再數一次。

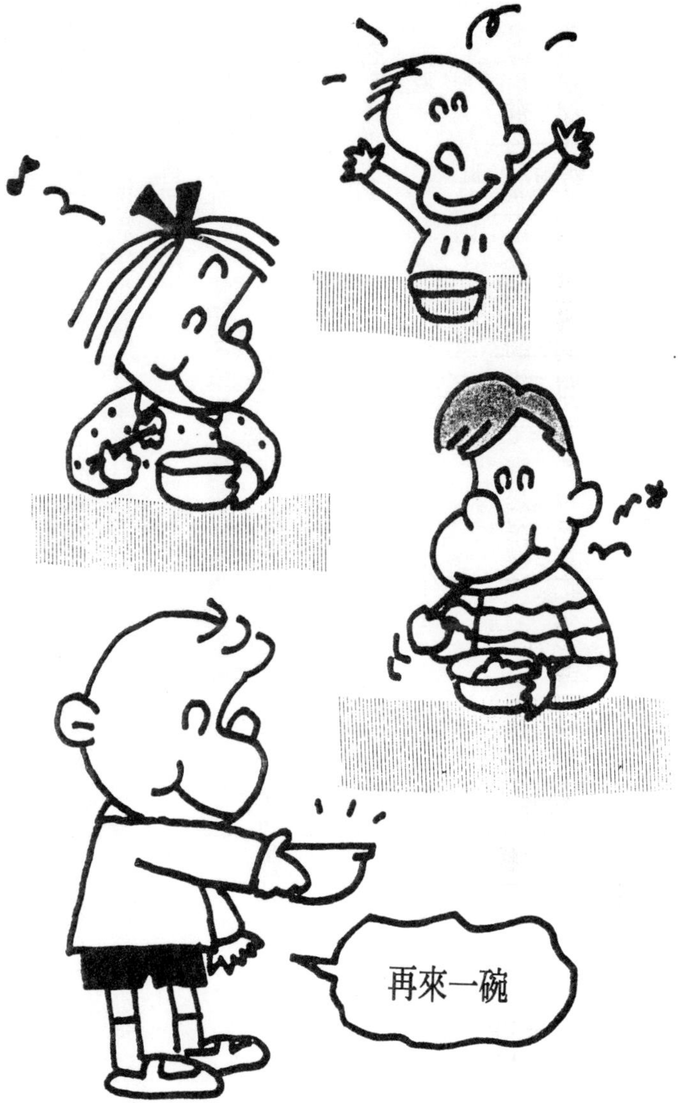
再來一碗

中，為六年前的事。吃起來的口感，讓我太太吃了即默不作聲地走到廚房去。但是，不苦且不會難吃則是確實的。更可說是，我是從此時開始對吃茶進行研究。中國菜也請了專家周富德先生來作作看。周先生也說：「茶沒有什麽特別的癖性，任何菜皆可使用。」亦即，日、西、中式的料理皆可使用。

也可以用於作餅乾、饅頭、燒餅、脆餅、海綿蛋糕等任何皆合適。

在一九八九年一月，於小學的午餐作了使用茶的料理。這個是所謂的任意吃。我也一起去吃。在裙帶菜飯、通心粉沙拉等混合著菜。然後向孩子們作問卷調查。

「有放茶進去的飯，爽快而好吃。」「顏色漂亮，吃起來很愉快。」「放茶進去的，有茶香很好吃。」「我想，這些含有很多維他命A和E。」「在吃以前覺得會有苦味，但竟全然無苦感。」有此意見。

當中也有認為「不好吃」的小孩，這是沒辦法的事。因嗜好的問題是不容爭辯的。但是，在現今這兒童亦出現成人病的時代，若給兒童吃茶，就可預防成人病。

每天吃也安全

茶有營養素，吃起來很好吃。老實說，我認為這樣就足夠了。然後，把吃茶作為新的飲食文化固定下來，讓所有日本人都知道，不論到哪個餐廳去，皆放有可食的茶，若能變成這種狀態的話，我想多麼好啊！

但是，我很疑惑以前有沒有每天吃煎茶的人呢？從歷史上來看，的確是有人吃，但每天吃是否安全呢？我想以學者身份來證實其安全性，推薦各位「吃」。

於是，從事了有關安全性的實驗。若吃了有副作用，就不可推薦。且要證明每天吃亦無害處，以使大家能安心食用才行。

當然不可用人類來實驗，於是就以老鼠來作實驗。結果，在表④方面確認了其安全性。

只是，在這其中，尤其是⑦「不會讓缺鐵性貧血的回復遲緩」敍述一下。

以往貧血的人在喝鐵劑時，都被囑咐不可喝茶。現在仍如此建議。百分之九十九的醫生、營養師皆會如此說。但是，認為茶完全無問題的醫生亦有。其為鹿兒島大學醫學部的醫生

表④
茶食的安全性
①不會使生長遲緩，依所食的餌食量，而使體重增加。
②不會降低蛋白質、脂肪等的消化吸收率。
③不會讓礦物質的利用性降低。
④不會使骨成分有變化。
⑤在解剖觀察及病理組織學的檢索上，並無不良影響。
⑥血液狀態無異常。
⑦不會讓缺鐵性貧血的回復遲緩。
⑧胎兒數、體重等不會惡化。 （以上是根據田鼠、老鼠等動物實驗）
⑨健康者的血液狀態不會惡化。

，私立川崎醫院的醫生。他們主張缺鐵性貧血病患不需要禁茶的指導。結果，就並非只是根據老鼠作實驗，而是以人的資料作依據。有如此之證據，令我非常安心。

當然，我也使用了田鼠來作實驗。

把田鼠用無鐵分的餌食來飼養而使它貧血，實在是很對不起田鼠。大約三週內，實驗所用的田鼠其紅眼睛會變淡，而陷入貧血狀態。大體上，血色素是十四、十五的數值，但它則降至六～八，達到普通人無法站立起來的程度。於此狀態之下，開始在餌中加入鐵分。

不放茶進去的回復率是一百，而放茶進去時是九十五之數字（參照圖④）。也許你會覺得低也說不定，但此於統計上來看，是完全無圖④　吃了綠茶，貧血的回復並不會緩慢，把鐵劑和紅茶或綠茶一起喝亦無影響。

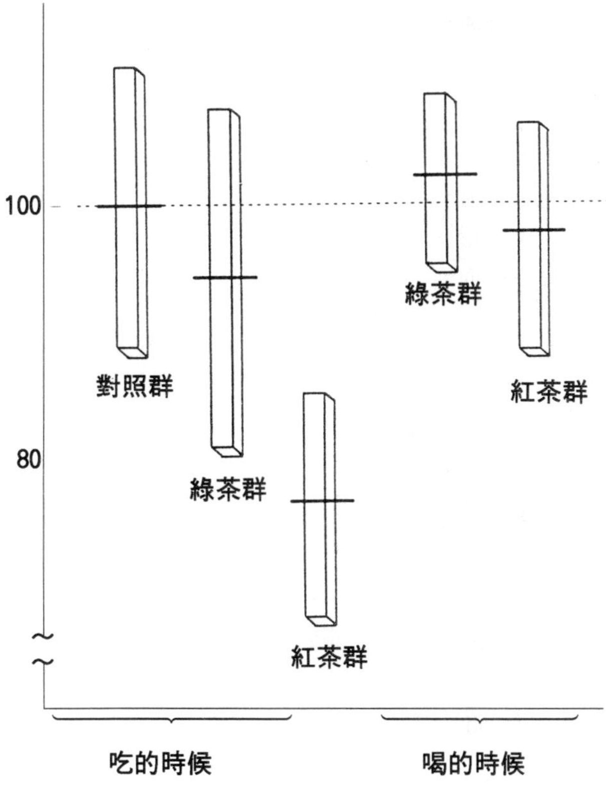

※把對照群的平均回復率為百分之百時作比較

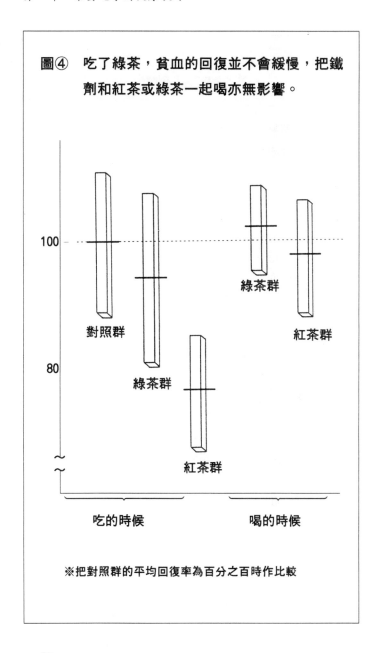

表⑤
茶食的有效性
①血清脂質的改善 （血中膽固醇、中性脂肪的正常化）。
②餌食性脂肪肝的預防（對高熱能食品、高脂肪食品有效果）。
③酒精性脂肪肝的預防。
④貯藏的脂肪減少所引起的減肥效果。
⑤膽固醇膽石的預防。
⑥血清過氧化脂質「成長防止」所引起的老化預防效果。
⑦具化學性致癌的預防作用（不論促進、催化皆能預防）。
⑧胡蘿蔔素依計算表示維他命A的生物效力。
⑨因食物纖維的供給而對便祕有預防效果。
⑩血液凝固的抑制（腦血栓、心肌梗塞的預防）。

筆者所整理的這些結果，並非綠茶的侵出液及兒茶酸，全部經由直接食用綠茶而取得確認，並曾在醫學會上報告。

誤差的數字。其誤差的值也在範圍內。故不論是吃茶或喝茶都不會有問題。

用種種方法進行了三次如此之實驗。實驗了約一個半月。吃紅茶時，不知何故地竟不太好，且不好的情形很明顯。但是，在英國有一段時期，一年中每人約喝掉四公斤的紅茶，那是否英國人都貧血了呢？並沒有這回事。亦即，喝了不見得會有問題。

又，將茶的有效性加以實驗。正如表⑤，關於這點在第三章再講。

吃怎樣的茶才好呢？

所謂的茶，當然是指日本的綠茶而言。日本的茶幾乎都是綠茶，但其種類有番茶、煎茶、玉露、抹茶等多種。

茶可大致分別為「蓋茶」「煎茶」「番茶」等。

所謂的蓋茶，是能成為玉露或抹茶原料的茶，由用布蓋住茶園而栽培的茶葉所製造。

煎茶是日本人最熟悉的茶，占了日本茶生產量的百分之八十～百分之八十五。吃茶時即是使用此「煎茶」。

而番茶則是把煎茶所用的葉子摘好了之後，把硬葉和莖一起摘下而製造的。茶的品質，是價格愈高則愈好，但那是以喝時而言，吃的時候則大約是一百公克一千元～一千五百元的煎茶較好。

但是，有以下的問題點。

①為了能讓味道好，故用力揉得很硬，因此，口感變差，且會感到有苦味。

②要揉細則費時間。

③因購買店而使品質有很大的差距。

④製造的衛生管理沒有得到統一。

⑤令人擔心有粗劣品的出現。

會感到粗糙是沒辦法的。將之磨細則可解決。煎茶一直都是揉成固體狀。變成針般的則較高級。若將之磨細則無上述問題。

番茶和粉茶雖然便宜，但粉茶有衛生方面的疑問。的確，粉茶固柔軟而易吃，但維他命A和E較少。因此，番茶和粉茶不太值得推薦。

昂貴的，在其成分中含有很多維他命A，卻不太含E和C。更昂貴的，也不可能每天都

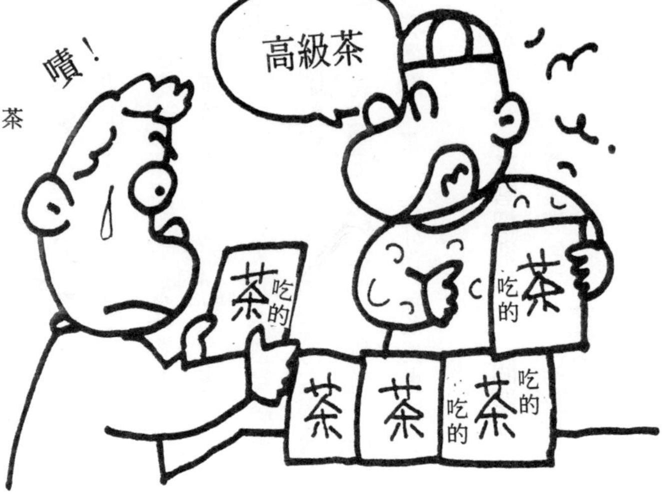

吃。

從這些點看來，總合性地判斷的話，一千元～一千五百元比較適當。因這些茶都是使用上等茶葉，所以幾乎不必擔心農藥之事。

茶的製品有相當差距是事實。現在，吃茶成為話題，因此，劣質品也開始出現。據說一百公克一百元的粉茶，亦有業者以一千八百元來賣。又，只是把煎茶磨細，或出售台灣的發色茶或品質差的碾茶，並曖昧不明地貼上無農藥標籤，頗令人感到困擾。

因此，我的目標是能滿足以下條件的製品。

①不像煎茶那樣揉得硬，吃起來口感好，不易感到苦味。

②能立刻拿去作料理般地磨細。
③供給一定品質的製品。
④使用有機肥料、低農藥栽培的原料的同時，強化製茶工廠的衛生管理。
⑤供給生產農家、製茶業者、零售業者、消費者、研究者，所有人皆可滿足的製品。

像這樣地，把我所認知的條件一一解決，花了三年時間的，即是「吃的茶」。它因加工而容易吃，對於把煎茶磨細感到麻煩的人，建議你使用這種茶。

靜岡縣掛川市的山英股份有限公司（掛川市日坂一二一TEL：五三七—二七—一〇二四）已將之製品化。現在，我唯一推薦的只有此商品而已。此茶是我從生產農家到製造過程皆看過的。是今後亦可安心推薦的製品，我盼望它能大量生產。

第二章 茶裡所含的有效成分和營養素

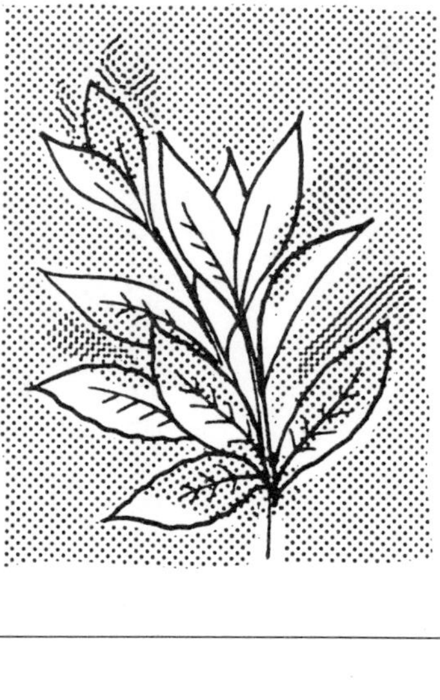

茶裡含有各式各樣的成分

我們人類要生存下去，除了蛋白質、脂肪、碳水化合物的三大營養素，還必須和維他命、礦物質等的微量營養素平衡攝取才行。據說「一天以三十種食品為標準」比較好。

除此之外，食品尚含有對身體健康良好的成分。例如，預防成人病、幫助營養素的消化吸收、防止老化等的成分。

茶雖然不含有三大營養素，但維他命及礦物質等的微量營養素、兒茶酸及咖啡因等的有效成分，含量均很豐富。

以下，我們就仔細地來看看茶所含的微量營養素及有效成分。

【茶所含有的營養素】

現在開始，以茶當中的「煎茶」為中心來記述一下。因為煎茶的生產量占日本茶的百分之八十以上，是跟日本人最親近的東西，且價格適當，味道、香氣都不錯，營養素亦含量豐

表⑥

6公克綠茶（煎茶）的微量營養素

	6g吃的時候 供給量（mg）	6g吃的時候 供給率[2]（%）	喝的時候 供給率[2]（%）
礦物質			
鈣	26.4	4.4	0.5
鏻	16.8	2.8	
鐵	1.2	12.0	1.4
鉀	132	3.3～6.6[3]	1.3～2.6[3]
鎂	16.3	5.4[3]	0.5[3]
鋅	0.22	2.2[3]	1[3]
維他命			
維他命A（IU）	432	21.6	—
維他命B_1	0.02	2.1	0
維他命B_2	0.084	10.5	6
維他命C	15.0	30.0	11.2
維他命E	3.9	49.0[3]	—

1）6公克的茶葉加上70度的熱水170ml，泡二分鐘。茶液145ml（3人份）通通喝的時候。
2）對日本人（成人男子）的營養需要量的比例。
3）對日本人（成人男子）的目標攝取量的比例。

富之故。

那麼，煎茶究竟含有多少微量營養素呢？

表⑥是表示直接吃六公克煎茶可得的營養素之量、營養需要量、以及相對於需要量的供給。從中可得知，六公克的煎茶，即可攝取相當多的微量營養素。

維他命A能攝取需要量的百分之二十一點六，維他命C則是百分之三十，維他命E是百分之四十八點八。

喝茶時，微量營養素會留在

茶渣中。尤其，維他命A因不溶於水，故喝時完全不可能攝取。

維他命A、C、E可防止癌症，故希望能充分攝取維他命的量，直接吃煎茶，從此方面來說非常有意義。

又，維他命A並沒有以本來的形式含在煎茶中，而是和黃綠色蔬菜同樣地，以胡蘿蔔素的形態包含在裡面。而胡蘿蔔素被血液所吸收，表現出維他命A的效力，這點下面會詳述，但是，胡蘿蔔素本身有制癌之效，亦是已知的事實。現在，引人注目的「未雨綢繆，請用胡蘿蔔素」商業廣告正在流行，各位應知道吧！

維他命A（胡蘿蔔素）

維他命A不足的話，會得夜盲症。所謂夜盲症，是在天黑時看不見東西的症狀，亦即所謂的「雞目」。嚴重時會有失明的危險。維他命A可防止夜盲症，具有保持視覺機能正常的功能，此為衆所周知的。

又，其對皮膚之黏膜細胞的狀態有㫒好作用，在美國，也作為治療青春痘、使肌膚美麗

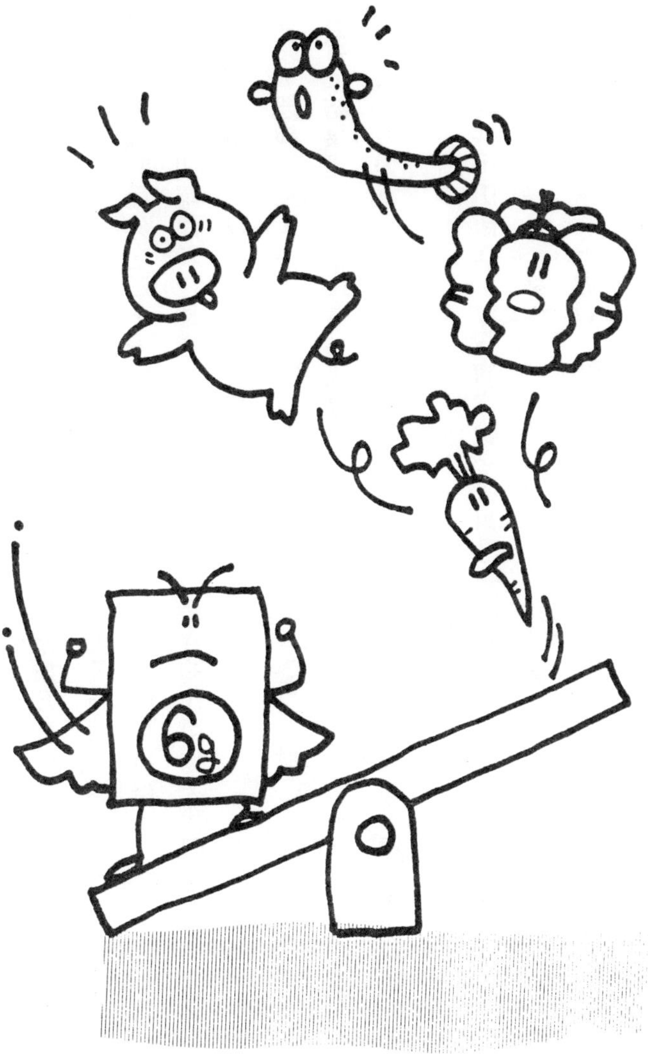
6g

的維他命，在超級市場當作食品來販賣。

含有多量維他命A的食品，有鰻魚、牛及豬肝、南瓜及紅蘿蔔等較有名。

此維他命A因不溶於水，若作為茶喝則完全不能攝取。而吃茶則百分之百有效。成人男子一日之需要量的百分之二十一點六，只要吃六公克的茶即可獲得。

那麼，茶的胡蘿蔔素在身體中真的會發揮維他命A的作用嗎？我們的小組，把市售茶含有多少的胡蘿蔔素，以及維他命A的效力如何，皆加以調查。

首先，把靜岡茶、宇治茶、狹山茶所含的胡蘿蔔素量加以測定，作為維他命A效力加以計算看看。結果是如圖⑤比食品成分表所出現的值七千二百IU／一百公克（煎茶）更多。維他命A效力，是價格愈高的愈多，在價格帶上，狹山茶最高，然後是依靜岡茶、宇治茶的順序。

接著，就採用田鼠作了以下的實驗。這個是仔細觀察胡蘿蔔素在身體裡面，會不會真的變成維他命A的實驗。

餌分成三種類。①普通餌。②去除維他命A的餌。③去除維命A的餌混合百分之五的茶粉末。把此三種類的餌，餵養於田鼠四週。然後加以解剖，來測定肝臟和血淸中維他命A的

圖⑤　市售茶中，維他命A效力

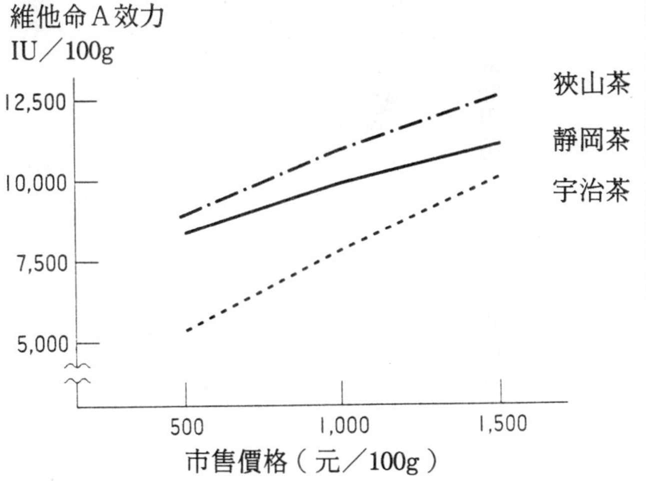

圖⑥　茶的胡蘿蔔素作為維他命A可充分利用

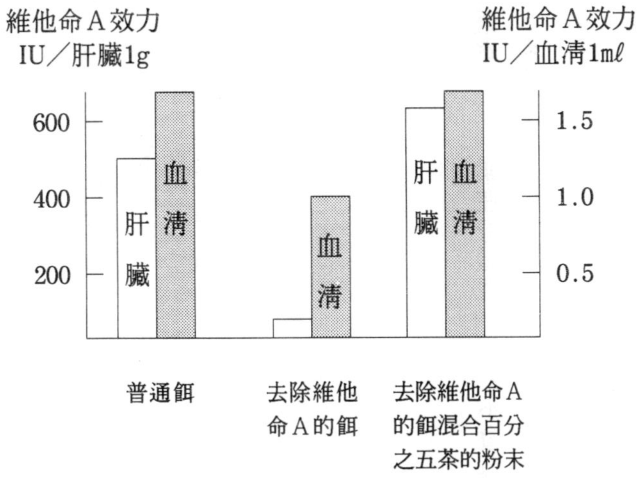

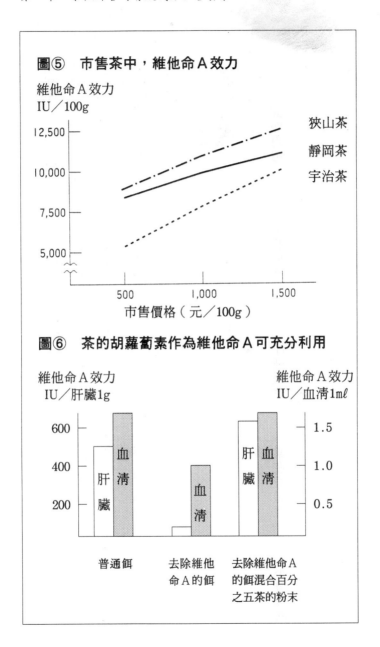

效力。

如圖⑥，用②的餌餵養田鼠四週，肝臟中所儲蓄的維他命Ａ幾乎變空，血清的維他命Ａ亦開始減少。再過幾天，會顯著地出現維他命Ａ缺乏症，體重也開始減少。相對地，混合茶百分之五的②號田鼠，比用普通餌飼養的田鼠，其維他命Ａ效力更多。

由此動物實驗，知道了茶的胡蘿蔔素在體內，能充分發揮維他命Ａ的效力。

維他命Ｅ

維他命Ｅ也是不能溶於水的維他命。維他命Ｅ尤其與細胞膜的氧化防止作用有很深的關係。細胞膜氧化的話，細胞的機能會衰退，細胞本體的機能會受損。維他命Ｅ組合並存在於細胞膜裡，來保護膜。它也稱為防止老化的維他命。可防止血管的老化、預防動脈硬化。亦正如前述過，對於癌的預防也有幫助。

在食品當中，維他命Ｅ含量最多的即是煎茶。吃了六公克的煎茶，就可以攝取三點九毫克的維他命Ｅ。

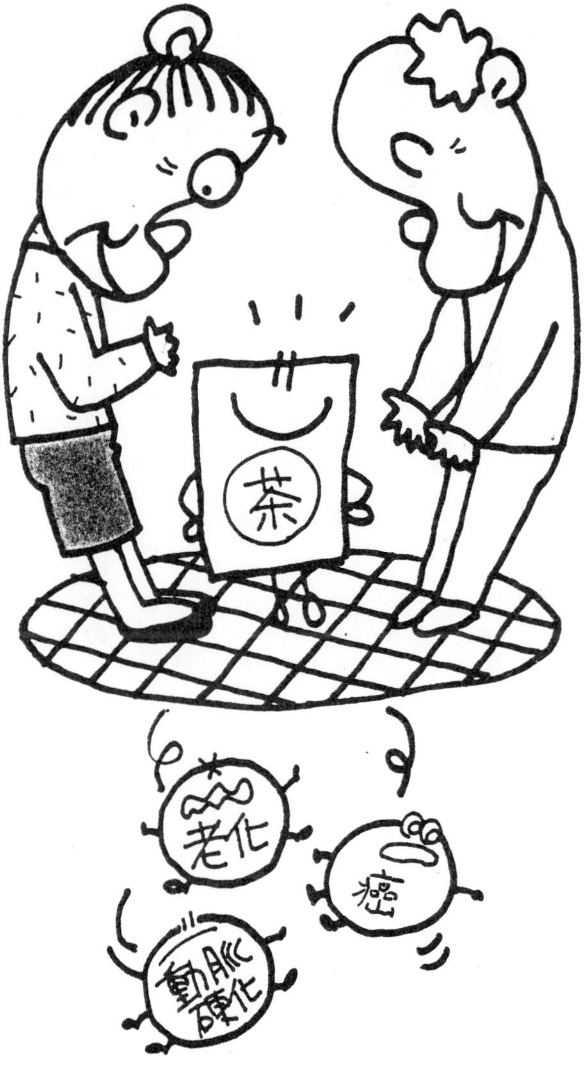
茶
老化
癌
動脈硬化

煎茶以外，維他命E含量多的食品是硬殼類和植物油類。這些都是卡路里很高的，吃多了則有肥胖的可能。

例如，吃硬殼類時，若要攝取和煎茶同量的維他命E，則需吃十三點四公克，約十至十五粒。葵花油則要十四點三公克。而卡路里，硬殼類是八十二千卡、葵花油是一百三十二千卡，但煎茶則幾乎等於零。

也就是說，可以毫不在意卡路里而充分攝取維他命E的食品，就只有茶而已。與其買昂貴的維他命劑，還不如每天吃茶較為健康。

維他命B群

維他命B群，是身體裡生成能源，以及進行各種代謝所必要之物。此是易溶於水的維他命，但若食用則較能大量攝取。

菜所含的維他命B群，有維他命B_1、B_2、菸草酸。

維他命B_1具有幫助碳水化合物的代謝、促進消化液分泌的功能。若含量不足則會引起食欲不振，腳部浮腫。嚴重者會有腳氣病。維他命B_1在米糠、大豆、花生等含量很多。

維他命B_2是成長所必要的維他命。且有保護黏膜的功能。此不足的話，眼和口會發炎，皮膚會粗糙。鰻魚、肝、紫菜等皆有許多含量。

菸草酸以前被稱為尼古丁酸，也是維他命B群之一。其含量不足則皮膚會有斑點，或引起腹瀉和食欲不振。這在肝臟裡含得很多。

茶中所含的維他命B群並不多，但也是與其喝不如吃，較能攝取得多。

維他命C

維他命C會溶於水，所以喝了亦可攝取。但是，和吃相比，則會減低約三分之一。

一提到維他命C，很多人都會想到檸檬，但是，煎茶比檸檬還含有更多的維他命C。

一天所需要的量，成人是五十毫克，煎茶吃了六公克，就可得到十五毫克的維他命C。

維他命C會使皮膚潔白、防止雀斑、黑斑、且有預防壞血病的功能。進一層地，將會增強維他命E的作用、強化細胞間的結合。並有參與肝臟解毒的作用、提高鐵吸收等的生理作用。

若含量不足，會使皮膚和血管、牙齒和骨骼脆弱、傷口不易治癒。除了煎茶以外，草莓、柳丁、檸檬等亦含得多。

礦物質

茶所含的礦物質有鈣、鐵、鎂、鉀等等。另鈉亦含有少許。

鈣是製造骨骼和牙齒的重要礦物質。鐵不足則會引起貧血，但是，吃六公克的茶，則可攝取一天需要量的百分之十二。

【茶中所含的有效成分】

茶自古以來即被認為是長生的仙藥，固而很尊重其藥效，它除了維他命及礦物質以外，尚含有很多對身體艮好的有效成分。

其作用也由現代科學而接二連三地得到證明。至於它對何種疾病、症狀有效果，於第三

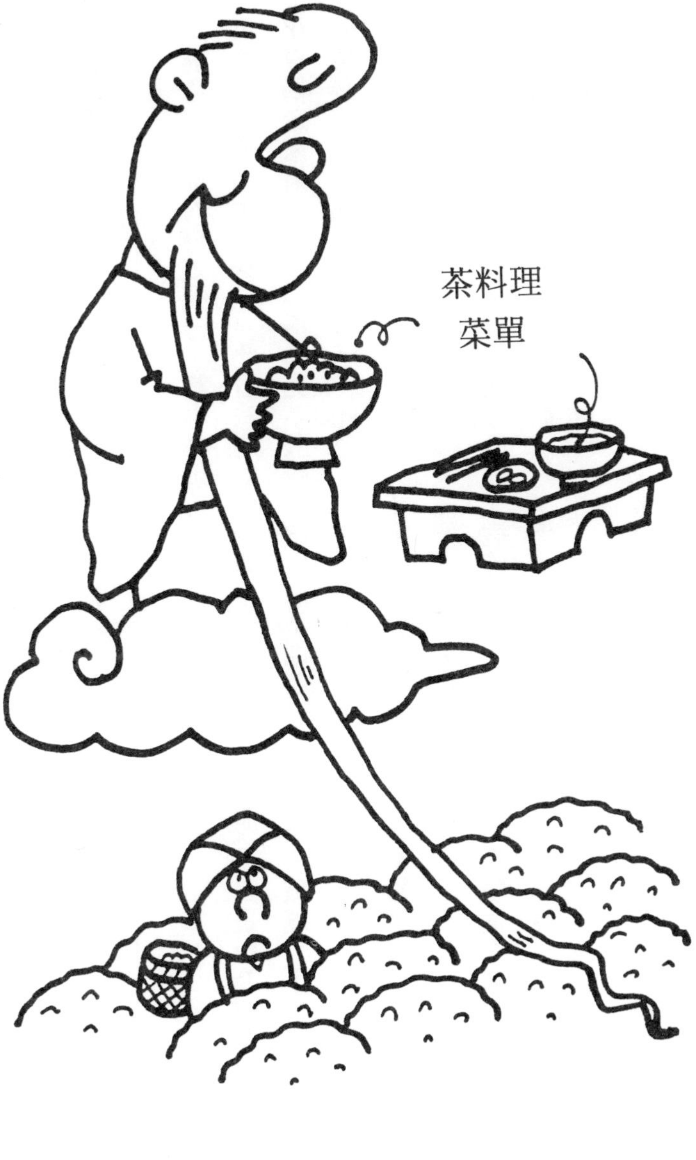
茶料理
菜單

章再詳述，在此先將各成分加以說明。

兒茶酸

茶裡含有種種的有效成分，其中必須首先列舉的，即為兒茶酸。

喝茶時會感到「澀味」。此澀味的原成分即是兒茶酸。在食品成分表是稱為單寧酸，但若從化學構造來講的話，則稱為兒茶酸較正確，以下則統一為兒茶酸來敍述一下。

兒茶酸的種類就如表⑦所示。此兒茶酸在普通喝茶時，一杯大約含有七十至一百二十毫克，把六公克的茶直接吃時，也能攝取差不多五百至七百毫克。兒茶酸被認為一天差不多要有一公克，因此，吃茶六公克，即可攝取需要量的百分之五十至百分之七十。

此兒茶酸具有防止癌症及高血壓等成人病的功效，這已經過動物實驗獲得闡明。除此之外、亦有降低血中膽固醇、抑制血糖值的作用。又，在便祕的改善、口臭預防等種種方面，其有效性皆獲得證明。

詳細情形在第三章會敍述，此先簡單地整理在表⑧（參照次頁）。

表⑦

澀味的兒茶酸有這樣的種類

綠茶兒茶酸	比率（％）
兒茶酸	2～3
Epicatechin	7～9
Galcatechin	2～3
Epigalcatechin	13～17
Epicatechingalate	12～16
Epigalcatechingalate	50～60

綠茶（製品）中的兒茶酸總類是百分之八至百分十五左右。又，上等茶的含量愈少。

表⑧

兒茶酸的效用

• 防止突然變異	• 預防過敏症
• 抑制癌	• 預防酒精性脂肪肝
• 使血中脂質的含量正常	• 防止細胞的老化
• 抑制血壓上昇	• 防止血栓的生成
• 應付蛀牙菌	• 防止食用油脂和食品的氧化
• 腸內細菌的控制	• 防止魚的褪色
• 殺菌作用	• 除臭效果
• 預防濾過性病毒的感染	

咖啡因

喝茶會感到苦味。而成為苦味的成分即是咖啡因。

如各位所知，晚上喝咖啡或茶，有人會睡不著。此即和咖啡及茶所含的咖啡因之覺醒作用有關。

喝茶晚上會睡不著的人，晚上不喝較好。晚上會睡不著，則在早上攝取。

但是，這裡有有趣的實驗資料。

是靜岡大學杉山先生的研究。老鼠注射了睡眠藥，平均睡了四十四分鐘。若先使之喝煎茶，以平常人來說，約為二杯濃茶的程度，接著，以睡眠藥來注射，這次則三十五分鐘就醒了。明顯地，茶有覺醒作用。把煎茶所含的咖啡因，以同量的醫藥品咖啡因來代替，則幾乎沒有效果，而睡了四十三分鐘。茶似乎有提高咖啡因作用之效果。

但是，接著就是茶最不可思議之處。煎茶的量，若增加了二倍、三倍，也許你會認為時間會縮短，但是，都不會比三十五分更短。相對地，增加醫藥品的咖啡因含量，則和煎茶不

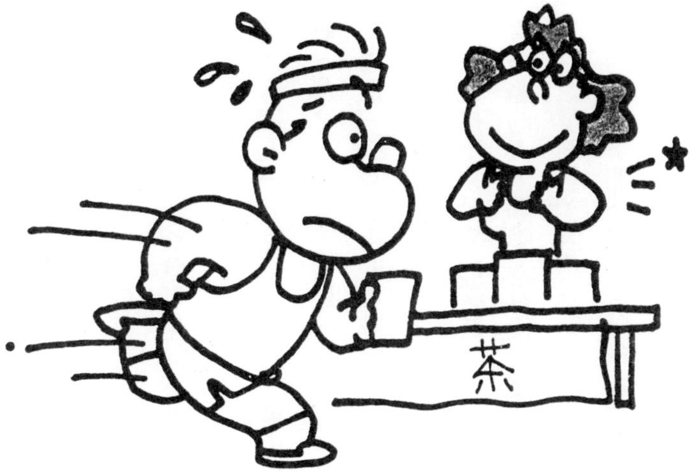

同地，睡眠時間會依含量而縮短，一直減少到三十分鐘以下。

茶在某種程度下會強化效果，但不會超過一定以上的範圍，似乎具有不可思議的效力。

不必要把咖啡因當作不好的東西。一提到咖啡因，也許有人會想到不好的形象，但咖啡因若能善加使用，則沒有比它更活性的物質。也有人認為，跑馬拉松的人邊喝茶邊跑，會得到好成績。攝取二杯、三杯的咖啡因，肚子的脂肪會減少，運動能力就可提高。

除此之外，咖啡因還有「使心臟堅強」「有利尿效果」「緩和頭痛」「提高作業效率」「使胃液分泌旺盛」等種種效果。

作為醫藥品的咖啡因，確實有副作用。「

對於成人的致死量是大約十公克左右」，並在『第十一改正日本藥局處方解說書』中如此寫著。但是，不必擔心。

以茶來說，即使是一口氣吃下二百到三百公克的茶，也不能攝取如此多量的咖啡因。因此，事實上絕對不可能會發生。縱然是一口氣吃下，也因有其他的成分，故不必擔心會立刻被吸收。

又「給病人一公克以上的話，會出現副作用，此藥用量尤其是對於心臟病患，會有悸動、失眠、噁心、嘔吐、目眩、站不住、夢遺等現象」如此地記載著，因此，將含有茶的飲料一口氣攝取一公克以上的咖啡因，是很危險的。在表⑨表示出種種飲料的咖啡因含量，請參考看看。

又，直接吃六公克的茶時，可攝取一百二十到一百五十毫克左右的咖啡因。

胃潰瘍的人，咖啡因會使胃液的酸度上昇，一般認為不要喝咖啡及濃茶較好。

又若懷孕的話，因認為茶不好而只喝烏龍茶的人很多，但是，烏龍茶也好、綠茶也罷，咖啡因的量幾乎都一樣，所以不必在意咖啡因的問題。而懷孕或授乳時，給予她咖啡因會如何呢？

表⑨

飲料及茶類等的咖啡因含量

咖啡	80～120	mg／杯
紅茶	20～100	〃
煎茶	14～100	〃
烏龍茶	10～40	〃
可樂類	25～35	／罐
運動飲料	～50	／瓶
巧克力	7～35	／半個

有人會說出現在乳中則不行，但若一口氣攝取三百毫克的咖啡因，即約三杯茶的分量，在乳中幾乎不會出現。因此，授乳婦喝了亦無問題。

因此，若因怕其副作用不攝取咖啡因是沒有意義的。所以，知其效果並積極地利用，才是聰明的方法。

「你能不能工作二十四小時？」此令人熟悉的運動飲料，其咖啡因亦含有五十毫克左右。從這一點，我們亦可知道茶中的咖啡因，可說是保有生氣勃勃之生活的最輕便活力劑。

但前面亦敍述過，對於咖啡因的感受性，個人的差異很大，喝茶晚上會睡不著的敏感的人，必須避免喝太多茶，逐漸地培養習慣才好。

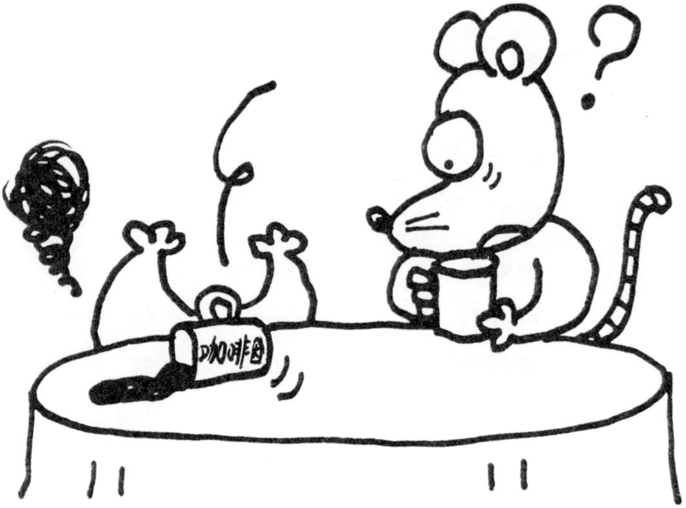

茶氨酸

茶氨酸是茶美味之源的氨基酸，和使海帶美味的谷氨酸是親戚。

茶氨酸不僅是茶的美味之源，且具有使咖啡因作用溫和的功能。

每一公斤體重，就注射二百七十毫克（體重五十公斤的人就注射十三點五公克）的咖啡因，若將此注射在老鼠的肚子，平均十六分鐘就因痙攣而死。但是，若體重每達一公斤，便給予十毫克的茶氨酸成分，再注射相同的咖啡因，十隻中則只有一隻在三十分鐘後死亡，其他老鼠都沒有死，而有的老鼠甚至連痙攣都未曾發生。

此效果依茶氨酸的量而加強。但茶氨酸只對咖啡因有效，對於其他的痙攣劑則無效果。

由此可知，含有茶氨酸的茶，其咖啡因之作用和咖啡不同，作用很溫和。

食物纖維

一九七一年，英國醫師帕基德先生，發表了「非洲烏干達的原住民，得大腸癌、心疾病、糖尿病等所謂文明病（成人病）的比率，和歐美相比，極端地少，此乃因纖維攝取量的差異」的論文。從此之後，食物纖維的重要性就引人注目。

所謂食物纖維，根據ＦＡＯ•ＷＨＯ的定義：「根據大衆所認同的方法，測定人體消化器官固有的酵素中不會加水分解的食用性動植物構成成分。」重點就是在於食物當中，沒有被消化而排泄出的部分，以前被認為是沒有用的東西，但近年來，因癌預防、便祕改善等，其效果引人注目。

泡茶後要丟掉茶渣時，茶葉會鼓起。此即為纖維的效果。食物纖維有吸收水而膨脹，並

圖⑦　茶含有充分的食物纖維

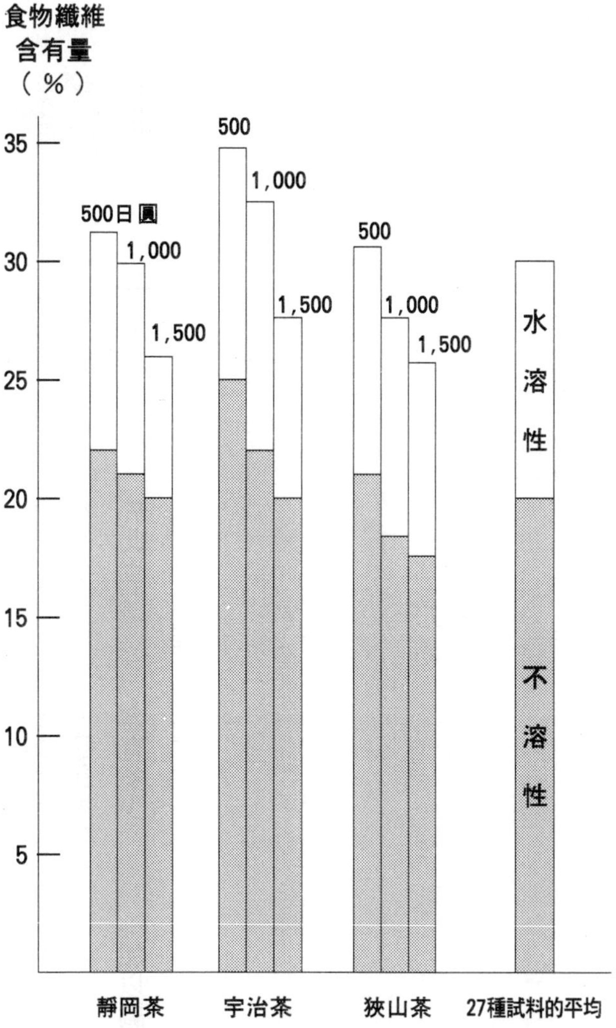

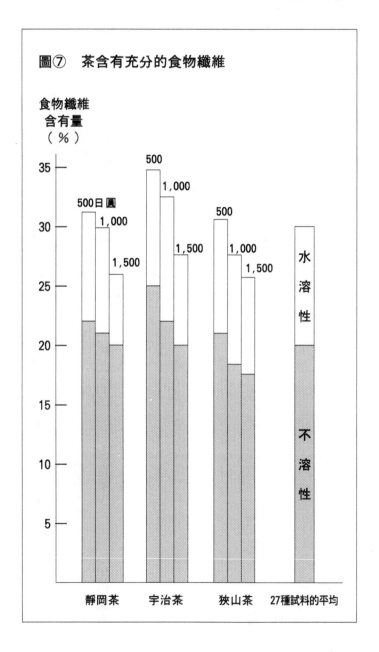

圖⑧日本人所吃的食物纖維之量

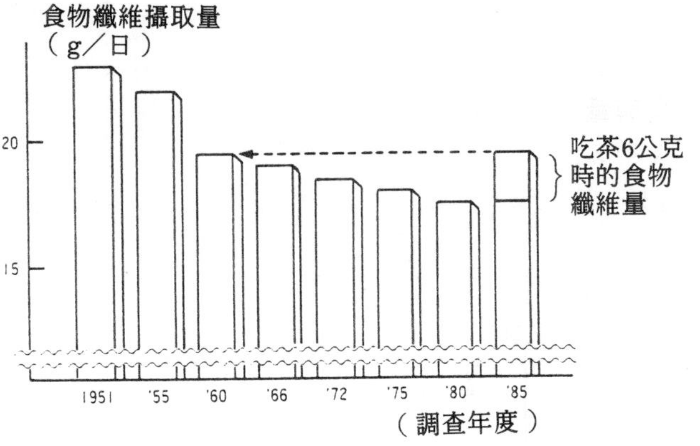

保持體積的功能。它會保持大便的體積以順利排泄，而當含有同量的致癌物質時，大便就會稀釋而變淡。此稱為稀釋，是食物纖維的好處。

於此也對各種茶含有多少食物纖維加以調查。結果即為圖⑦，價格便宜的茶，食物纖維含得多，把所有的資料加以平均，大約是百分之三十。

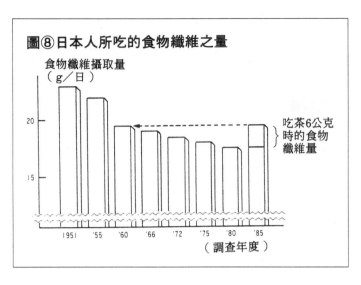

因此，吃了六公克茶的話，可計算出攝取了一點八公克的食物纖維。一點八公克或許不多，但因全體的攝取量少，所以比例仍相當可觀。

此一點八公克的數值，相當於厚生省所發表日本人一天所攝取之食物纖維量十七點四公克（一九八五年為止）的百分之十以上。十七點四公克加上茶六公克的纖維量，就變成十九點二公克。從圖⑧可知，會回復到當初一九六〇年的攝取量。

如像這樣直接吃茶，從食物纖維的供給來看，非常地良好。喝時則幾乎無法攝取。

其他的有效成分

除此之外，茶尚有石鹼精、γ—氨基酪酸、葉綠素、氟等的有效成分。

關於茶的石鹼精，幾乎還沒有被研究，但是，被認為有幾個生理作用，例如，抑制發炎的作用、強化心臟的作用等。

γ—氨基酪酸是普通茶中所沒有含的氨基酸，但是，若在茶葉還沒有氧化的狀態下，用氮氣及二氧化碳使之醱酵，便會蓄積於此，而增加到未醱酵的十至三十倍。然後，用一般的方法製茶，就形成綠茶、紅茶等，這種茶稱為加巴隆茶、加巴隆紅茶，前者在市面有販賣。其具有獨特的香味，作為飲料則價值很低，但γ—氨基酪酸有抑制血壓上昇的功能，因而引人注目。

Clorophyll亦即葉綠素。是不溶於水的成分，和維他命A、E相同，要直接吃茶才可利用。

Clorophyll有脫臭效果，可用於牙膏及胃腸藥。

這個Clorophyll有讓血清膽固醇正常的功能，由國立營養研究所的辻先生之研究而獲得闡明。又，一九九〇年日本癌學會，發表了它對染色體異常的防止有效果。這是岡山大學的根岸教授們使用果蠅作實驗，而得到的證明。

氟在茶花科植物中含量較多。而茶毫不例外地屬於茶花科的植物。氟有強化牙齒的功能，加入牙膏中是很有名的。

像這樣地，茶含有種種的有效成分。

第三章

茶的種種效能

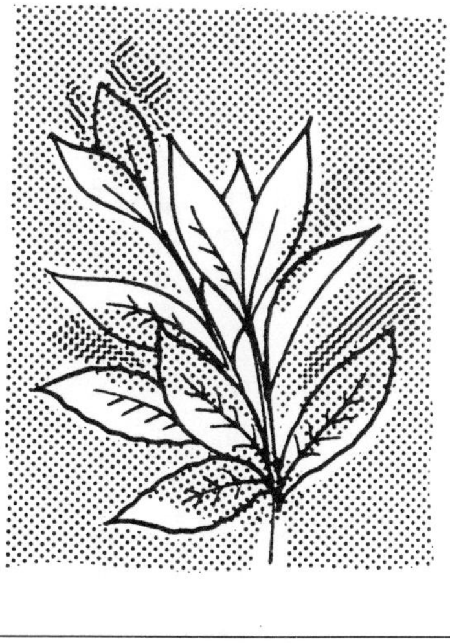

自古以來即被人所知的茶效能

正如第一章所介紹過，敍述茶效能的代表性書籍有『茶經』和『喫茶養生記』。『茶經』是約一千二百年前，唐朝陸羽所著的世界最古之茶專門書。從茶的起源開始，一直到茶的喝法到效能，分成上中下三卷來詳述。

另一方面，『喫茶養生記』是臨濟宗的始祖——榮西，在健保二年（一二一四）所著的茶之醫學書，分為上下二卷。它是在源實朝生病時獻上的，不僅是敍述茶的效能而已，在下卷更作為仙藥，以介紹茶的功能和喝法。在其序文記載著：「茶是末代養生的仙藥，人倫延壽的妙方。」亦即說茶是長生的藥。

陸羽在『茶經』中敍述茶對於以下的症狀有效果。

①口中熱而乾時。

②感到鬱悶。

③有眼屎。

④手腳狀況不好，各關節不能伸直時。

而榮西又在『喫茶養生記』中引用中國的古書籍，敍述了以下的效能。

①退酒醉，使不引起睡意（『廣雅』）。

②使心情愉快（『神農食經』）。

③不會生瘡（『本草』）。

④有利尿效果（『本草』）。

⑤去除消化不良（『本草』）。

⑥增進氣力（『食論』）。

⑦腳氣的妙藥（『新錄』）。

除此之外，壺居士的食忌中，據說甚至也寫著：「長久服用茶，會生羽毛變成仙人。」

如此的茶效能，自古以來即被熟知。

究竟，它對於各疾病和症狀有何效果，就讓我們來敍述一下。

癌

——茶有抑制發癌的功能

癌是占日本人死亡率第一位的可怕疾病。目前它並無特效藥，只被認為早期發現，早期治療是重要的。

癌是細胞生病。致癌物質使癌遺傳因子發生異常後，就會產生癌細胞。因此，為避免染上癌，就不要攝取致癌物質，而攝取具有抑制致癌物質功能的食品，才是要事。而茶有抑制這種致癌物質的作用，已由種種研究、實驗得到證明。

根據一九六三年到六七年的調查，靜岡縣島田保健所的平出光醫師發現了「茶的出產地因癌而死亡的人很少」。

根據其報導，靜岡縣製茶工廠的川根町、中川根町地區的胃癌死亡率，當全國平均為一百時，此地男性為二十點八，女性為二十九點二，表現出了驚人的低數值。

此地區的人，據說一天都要喝二公升的茶。並且會不斷地更新茶葉，以茶的有效成分有效率地攝取。

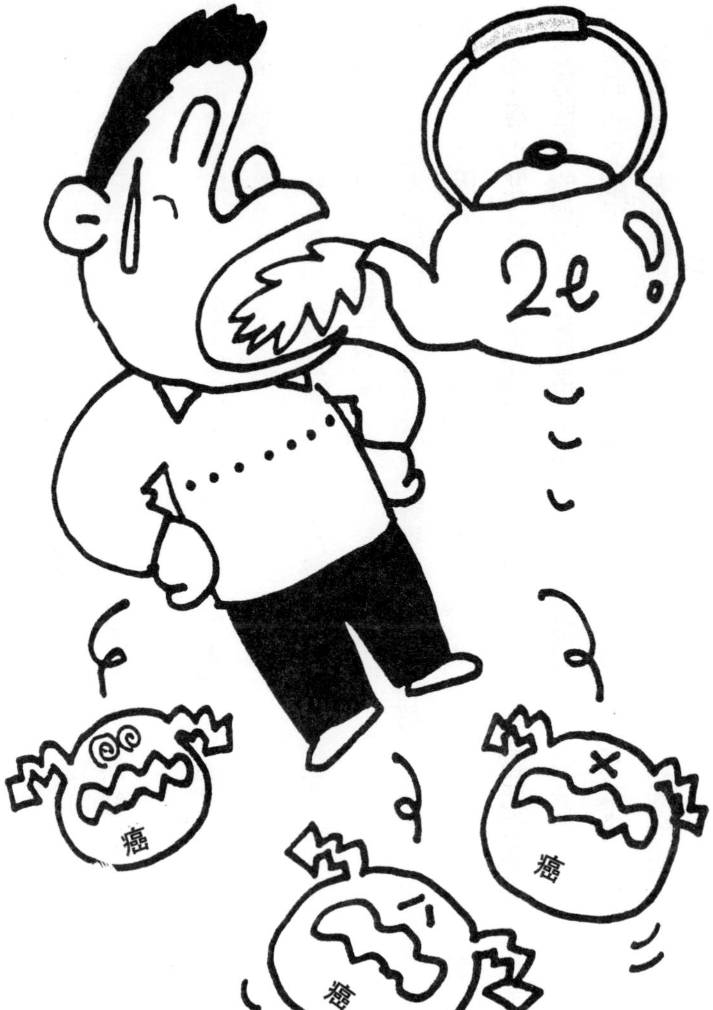
2ℓ
癌
癌
癌

而我自己本身也用田鼠作了動物實驗，以確認茶可抑制癌。給六十隻老鼠致癌物質，飼養十九個星期。進行三次改變給茶時間的實驗。結果，餵以普通餌的老鼠百分之六十至百分之七十有了癌，但若讓它吃茶，則減少到百分之二十至百分之二十五。

只是，很遺憾地，不管是給任何茶，皆無法降到二成以下。更不會變成零。但是，吃茶則會減少癌的發生率。

也以烏龍茶和紅茶作相同的實驗，但幾乎無效果。還是非綠茶不行。這是因茶中所含的兒茶酸和各種有效成分的作用而來。

從前，很多日本人得胃癌，這乃是因食鹽攝取過多。美國人以前也常得胃癌，但現在則幾乎等於零。此乃因其不吃曬乾的肉乾。因肉乾使用很多鹽，不吃肉乾則使胃癌減少。

在日本，癌仍是保持第一，但胃癌則逐漸減少起來。此乃因限制鹽之故。茶中的咖啡因，有促進食鹽排泄的作用，可於這方面期待癌的抑制效果。

又，若脂質攝取過多的話，癌會增加。茶會促進脂質的代謝，並有改善的功能。

β胡蘿蔔素、維他命E、維他命C、食物纖維，對於癌的預防亦有幫助，而這些成分統

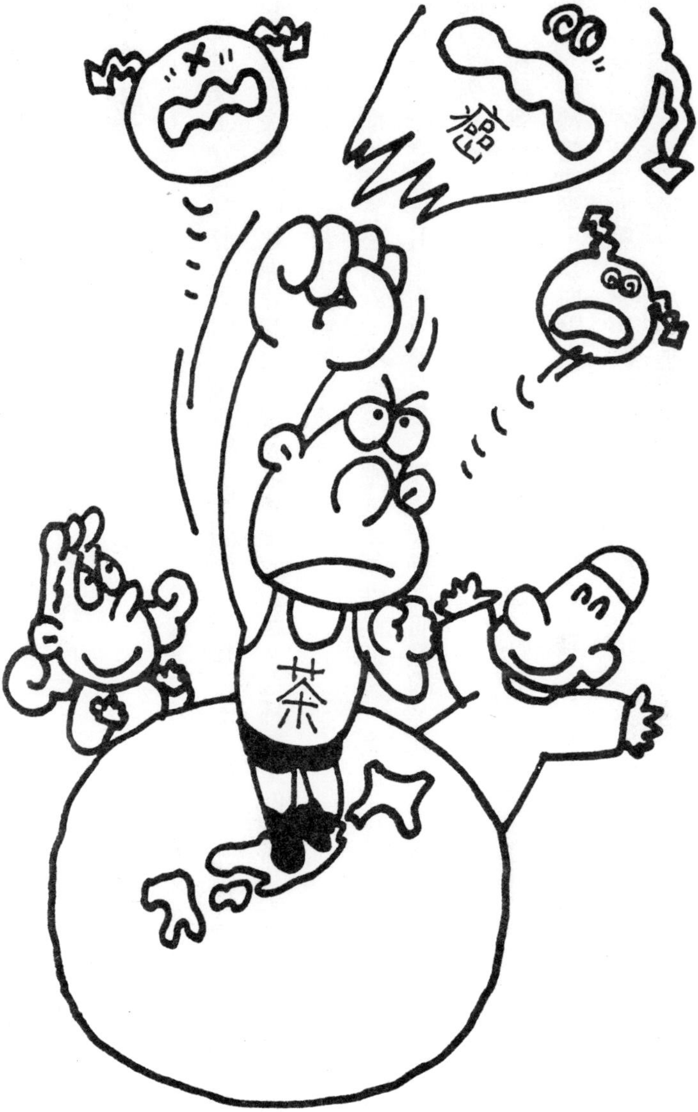
癌
茶

統包含在茶中。

高血壓

——茶有抑制血壓上昇的功能

高血壓症分為有形成原因，和無特別原因的二種類。前者稱為二次性高血壓，是由腎臟、心臟血管疾病、甲狀腺等的荷爾蒙分泌異常所引起。這種類型的高血壓因有某種疾病隱藏在背後，所以必須找醫生作精密檢查。

另一方面，後者是稱為一次性高血壓或本態性高血壓。高血壓症的百分之九十都是本態性高血壓。由遺傳所引起的情形很多，雙親皆有高血壓的，其子女罹患高血壓的可能性占相當高的比例。

一般被稱為高血壓的，是以收縮壓在九十五㎜Hg以上，舒張壓在一百六十㎜Hg以上的狀態而言。正常的血壓，是血壓在八十㎜Hg以下，舒張壓在一百三十九㎜Hg以下。而在其中間的，即為境界域高血壓（參照圖⑨）。

高血壓是引起腦中風及心肌梗塞、蛛網膜下出血等的原因，必須十分注意。

圖⑨　根據WHO的高血壓基準

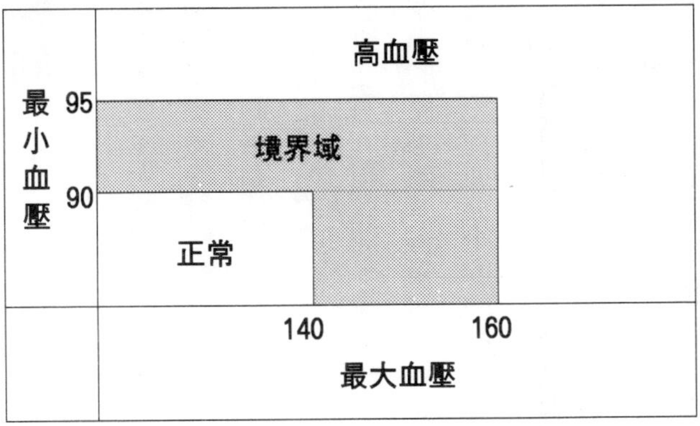

高血壓的大敵，最重要就是食鹽。

正如前述過，茶中所含的咖啡因，具有促進食鹽排泄的作用。

又，三井農林（股份有限公司）綜合研究所的原征彥先生，把由茶中取出的兒茶酸的百分之零點五混合在老鼠的餌食中飼育，實驗證實其有抑制血壓上昇的作用。

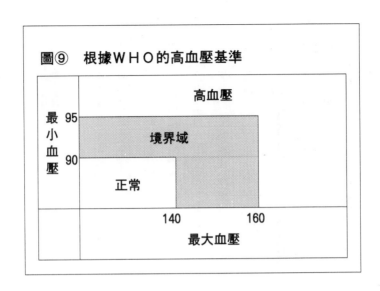

心臟病

——茶有使血液中之膽固醇及中性脂肪降低的作用

日本人死亡原因的第二號，即是心臟病。而心臟病最常見的即是心肌梗塞和狹心症。此都是因圍繞著心臟的冠狀動脈累積了膽固醇及中性脂肪，而使血液流動不良的狀態。心肌梗塞時，是血液的流動停滯，心肌壞死的狀態。發作的話，其中百分之七十在一、二小時內就會死亡，是如此可怕的疾病。

此心肌梗塞，和血液中膽固醇及中性脂肪異常高的高脂血症有關係。

而茶中的兒茶酸，有預防高脂血症的功用。一九八二年，靜岡藥科大學的林榮一教授，讓田鼠喝茶，證實血液中的膽固醇會變得正常。之後，一九八六年，靜岡大學的村松敬一郎教授的小組，對田鼠的飼料混合豬油和膽固醇，再加上兒茶酸作實驗。

結果，兒茶酸會使脂肪和膽固醇排泄得多，使血清脂質保持良好的狀態，能防止肝臟蓄積脂質，此點亦獲得闡明。

而我自己本身也讓田鼠吃茶，證實了血液中膽固醇的狀態會如何地變化。

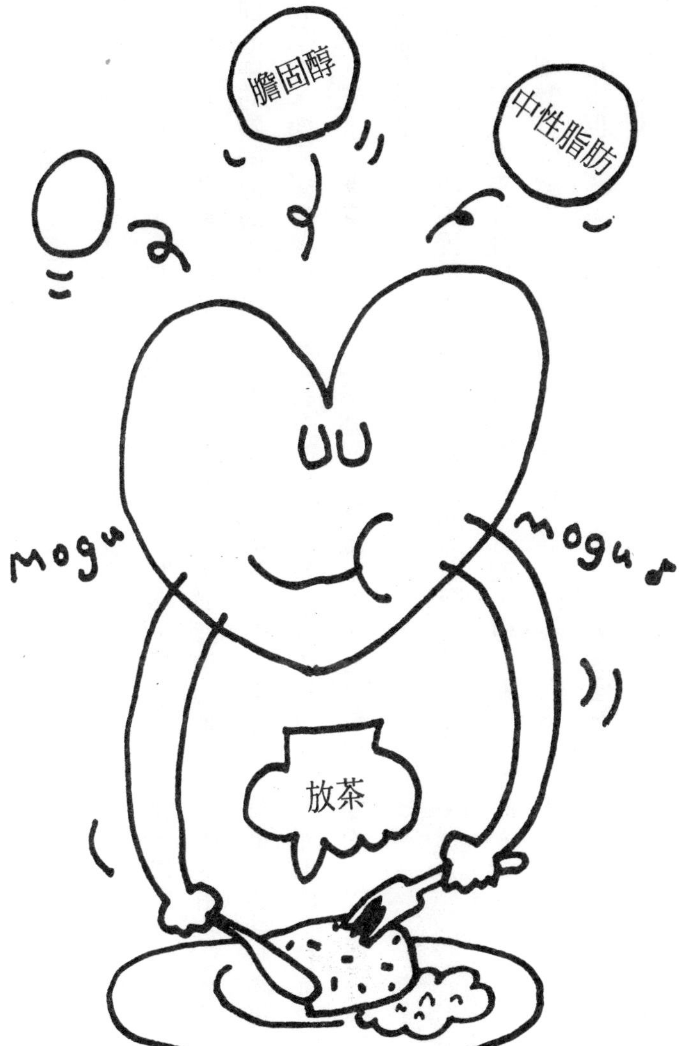
膽固醇
中性脂肪
Mogu
mogu
放茶

在二十八個星期內，把田鼠關在狹小的籠中，使之過吃飽睡的生活，而變成高脂血症。然後，把它分成①普通餌、②混合茶百分之一的餌、③混合百分之五餌三種類，來加以飼養。如此一來，吃混合茶之餌的田鼠，其血中膽固醇值低，尤其是吃有百分之五餌的田鼠，處於最低的狀態。並且，膽固醇的全體量減少，好膽固醇的比例增加（圖⑩至⑫）。

經過如此之實驗，我們得知，吃茶的話，其血液中的膽固醇及中性脂肪會降低。並且，若血液中的膽固醇高，而中性脂肪普通的人，吃了茶，膽固醇會降低，中性脂肪仍保持原樣。相反地，膽固醇普通而中性脂肪多的人，卻是膽固醇保持原樣，而中性脂肪會減少。和藥不同地，它並不會使中性脂肪和膽固醇皆降得太低，這點是很重要的。故普通的健康人，吃了就能保持正常值。

也有一位長崎的民衆寄了吃茶之後，膽固醇即下降的資料給我。

也許有人認為血液中的膽固醇過多是不行的，但並非絕對如此。

膽固醇有好膽固醇和壞膽固醇。好膽固醇多的話，則不容易產生動脈硬化和心臟病。它甚至和長壽也有關係。前天，在讀賣新聞的醫療復建機構對長壽的人進行調查，即得到其膽固醇質好的結果。亦即好膽固醇的比率較多。

圖⑩　血液中的總膽固醇

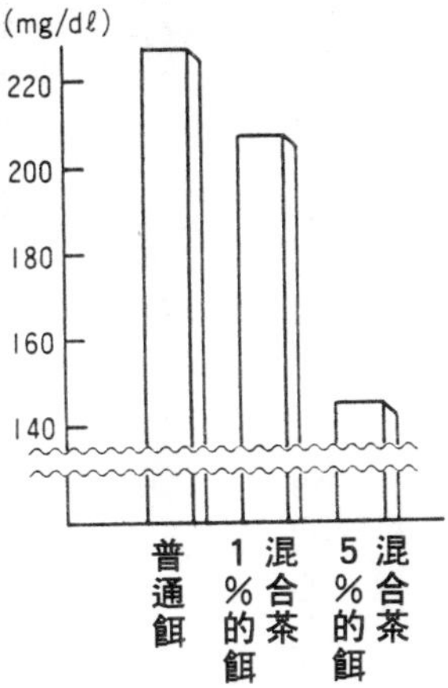

圖⑪　血液中的中性脂肪

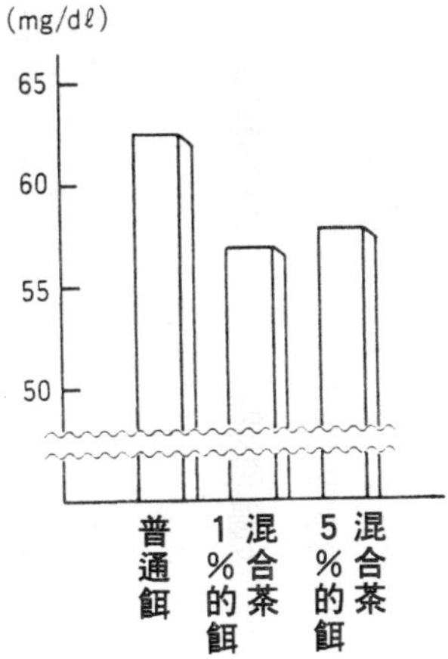

圖⑫　好膽固醇對總膽固醇的比例

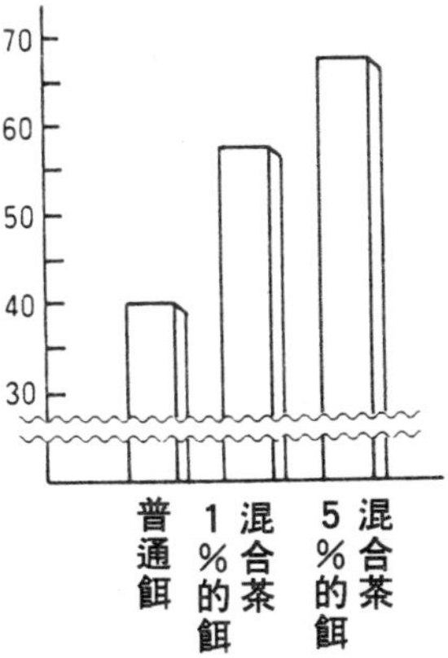

直接吃綠茶，則血液的
脂質狀態獲得改善
（這是攝取過多熱量時的例子）

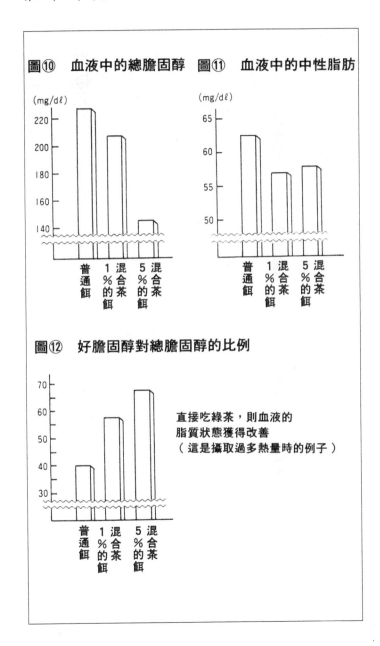

吃茶則可使好膽固醇的比例增多。

血栓症——茶有防止血栓的功能

當我們受傷出血時，通常身體的種種機能會發揮作用，而使流血立刻停止。這是因血液中的血小板會凝固之故。如此之血小板的凝固作用，是非常重要的，但若沒有受傷，而部分血液卻凝固的話，就會形成血栓，使血液的流動不良。

若向心臟輸送氧和營養素的冠狀動脈中形成血栓的話，就會引起心肌梗塞，而在腦的血管形成，就會變成腦梗塞。

腦梗塞有腦血栓和腦栓塞。腦血栓是在腦的血管形成血栓，使血液流動淤塞的狀態。而另一方面，腦栓塞則是在腦以外的地方，例如：心臟等所形成的血栓流到腦部，而使血管淤塞的狀態。這些都可使營養達不到腦細胞中，是非常危險的。

反而，茶的兒茶酸被認定有防止血栓形成的作用。尤其是Galcatechin中的這種作用很強。

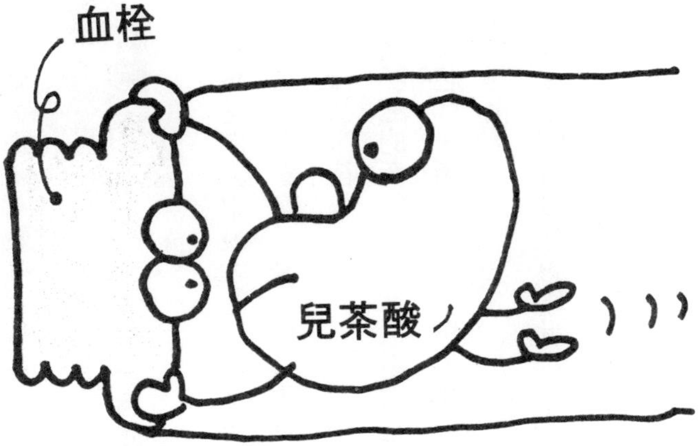

到目前為止所記載的實驗結果，是根據椙山女學院的並木和子教授小組，以及武庫川女子大學的安田美子教授小組等，在試管內實驗的結果。但在田鼠等動物及人的實驗中，皆尚未獲得確認。

我和東邦大學大橋醫院之腦神經外科的橫內醫師們，一起對於人之血小板凝集力和茶食的效果作了實驗，證實有十分的效果。

早餐前抽血，使用特殊的裝置測定血小板的凝集能力。然後，把要吃的茶六公克，混合在飯糰中吃，一小時後和三小時後，各測定血小板的凝結能力。

一小時後，凝結能力確實降低，和茶食前相比，血液中不易形成血栓。而經三小時的話，其效果就減少。當然，即使吃了不加茶飯糰的人，亦證實沒有凝集能力的變化。

肝臟病

——茶有預防脂肪肝的功能

肝臟是內臟中最大的，也是把所吃的食物變成能量，把毒物淨化的重要臟器。因此，被稱為「沈默的臟器」，稍微過度使用，並不會出現不良的症狀。但也因為如此，很可能一旦壞了就無法康復。

而肝臟的疾病中，有種叫做脂肪肝的疾病。這是在肝臟細胞中積存中性脂肪的疾病。原因是由肥胖、酒精、糖尿病、類固醇劑及抗生物質等的藥劑所引起。脂肪肝進化下去，就會變成肝硬化。

茶有預防脂肪肝的作用。

又再使用田鼠作實驗，餵它吃高脂肪的餌食，肝臟便累積了脂肪。在餌食中放入茶來餵，就不會變成脂肪肝，而會變成和普通肝臟相同的狀態，甚至是更清淨的肝臟，故可以預防脂肪肝（參照圖⑬）。

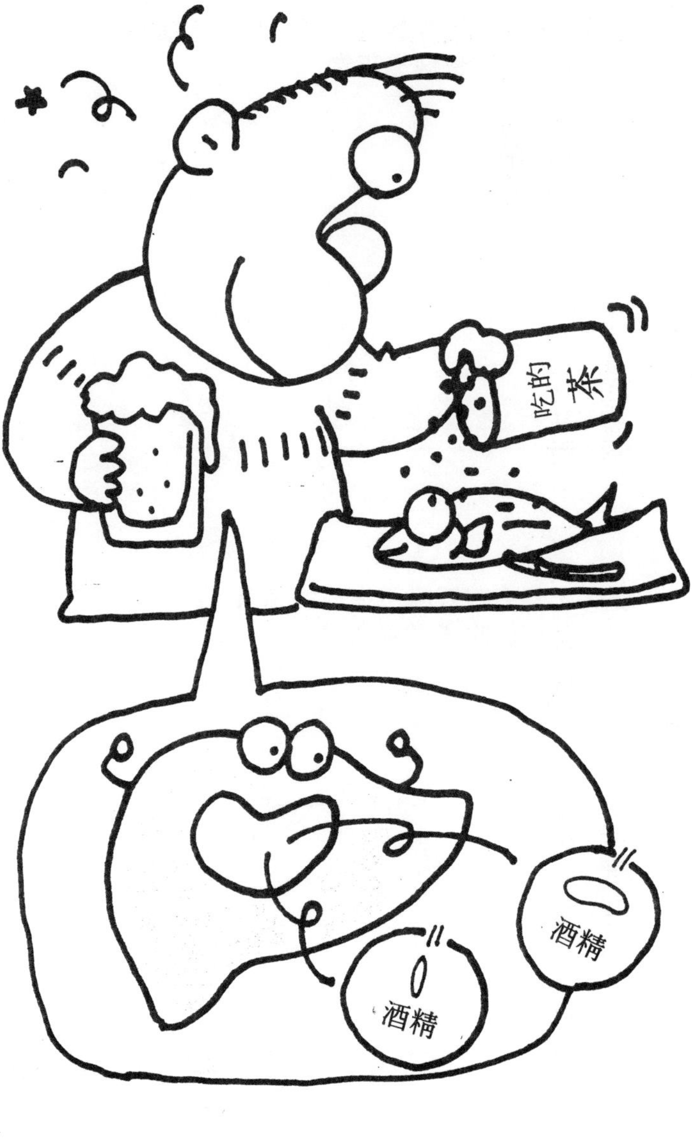
吃的
茶
酒精
酒精

圖⑬　吃高脂肪食品也吃茶，會使肝臟的膽固醇量恢復正常

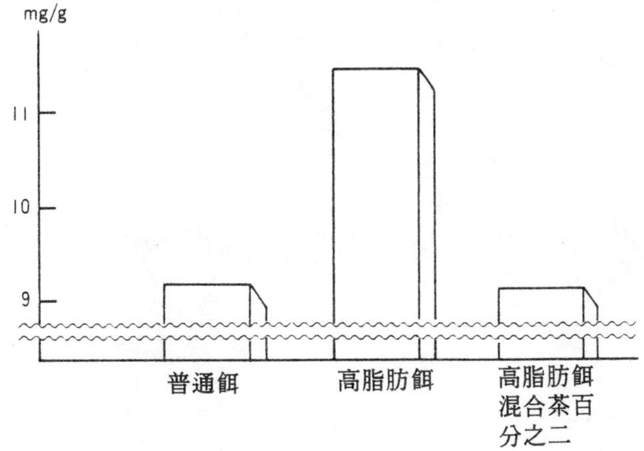

圖⑭　酒精對肝臟所造成的傷害，可由吃茶獲得減輕

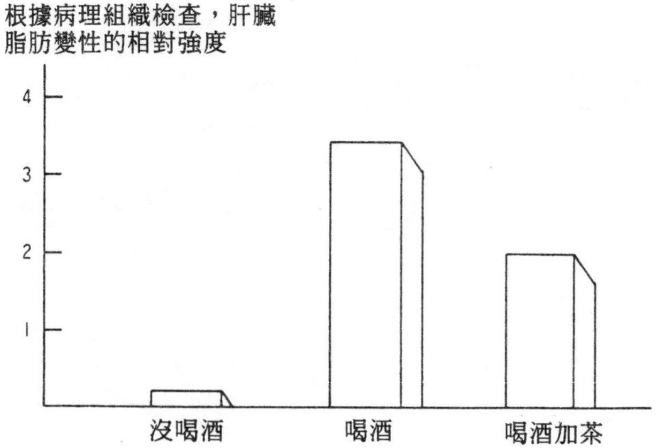

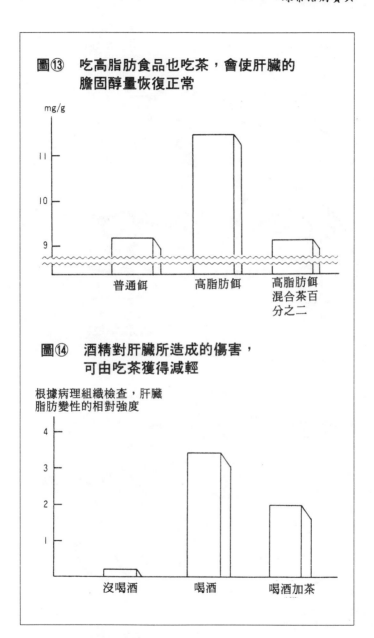

另外，脂肪肝的重大原因是酒精，已做過有關酒精性脂肪肝的實驗。

把相當於日本酒中原酒濃度的酒精，代替水給田鼠吃，養了四星期。以約每天喝一瓶日本酒的程度。而若把食量減少到三分之二左右，並喝了一瓶酒的話，就會成為酒精性脂肪肝。看圖⑭即可得知，三、四的數字，使之吃茶後則會降至二。

應有不少人下酒的菜餚是吃烤雞吧！此時，把熱騰騰的烤雞，以茶粉代替調味料灑上去，或是澆在碳烤魚上，來享受茶的味道和芳香吧！一邊享受著茶，還可預防酒鬼所擔心的脂肪肝。

但是，的確茶的兒茶酸會抑制酒精性脂肪肝，但不會使之成為零。因此，喝了酒，也不要認為我吃茶了就沒問題。喝酒還是要稍微節制一下較好。

膽石
——茶有預防膽石的功能

膽汁是在肝臟所製造，有幫助脂肪消化的功能。而膽汁的成分，凝固起來即為膽石。

膽石大致可分為：膽固醇膽石和膽紅素膽石。膽固醇膽石是用來使膽固醇凝固，主要是在膽囊形成。膽紅素膽石主要是使膽紅素凝固，主要形成在膽管和肝臟。

中高年紀的人，尤其是四十歲以後很多見，女性有比男性多的傾向。這是常吃油膩食物的人，以及太胖的人容易染上的疾病。吃了含過多膽固醇的食物，或是含蛋白質少的食物，皆被認為容易染上。

此分為強烈疼痛和不太痛的兩種。以前是用手術來去除膽石，現在則用溶解療法，體外衝擊波破碎療法等，不必動手術亦能去除膽石。

茶有預防膽石的效果。

因田鼠沒有膽，故此實驗就用老鼠代替。

給它含有膽固醇的特殊餌，六個星期後，八隻中有七隻形成膽固醇膽石。相對地，同樣的餌食加茶百分之二，則完全沒有形成膽石。效果很厲害。

餵它喝茶，或給予兒茶酸時，就只有三隻發現了膽石。可見其效果不可忽略。喝了即會有相當的效果。

腎功能衰竭

──茶有改善腎臟機能的作用

正如各位所周知，腎臟是位於腹部兩側的豆狀臟器，可排泄體內的有毒物質，製造尿，具有濾過血液的功用。

所謂的腎功能衰竭，即是腎臟機能顯著下降的狀態而言。腎臟機若降低，則會出現浮腫及血尿、蛋白尿、高血壓等症狀。而腎功能衰竭再進展的話，就會變成尿毒症。

當腎臟的機能完全沒有回復的可能時，就要使用人工透析和腎臟移植。

對於腎功能衰竭，有必要限制蛋白質和鹽分等的飲食，但是，茶的兒茶酸，尤其是EPigalcatechingalate具有改善腎功能衰竭的效果，這已由太陽化學（股份有限公司）和富山醫科藥科大學的共同研究獲得闡明，並獲得六十位腎臟病患者的協助，正在進行臨床試驗。

糖尿病

──茶有降低血糖值的功能

糖尿病有胰島素依存型和非依存型二種類。胰島素依存型是由於濾過性病毒感染使胰臟的功能衰退，造成胰島素的分泌不足而發生。這種型的糖尿病，比較少被認為是遺傳的傾向，其大多是年輕人，因此，也稱為年輕性糖尿病。

另一方面，佔壓倒性多數的，即是非依存型的糖尿病，占了全體的約百分之九十五。非依存型的糖尿病，在中高年齡很多見。其遺傳的傾向強，若雙親都是糖尿病的話，孩子有百分之六十被認為會染上糖尿病。

又，有時會因為過度肥胖及壓力而發病。糖尿病患者約有二百萬人，被認為佔全人口的百分之一至百分之二。

正如各位所周知，所謂的糖尿病，是指血液中的葡萄糖含量比一般高的狀態而言。從胰臟出來的荷爾蒙胰島素不足的話，血液中的葡萄糖就會進入肌肉和脂肪組織的細胞中，成為能量來源，但不足的話，葡萄糖會累積在血液中，並且連尿裡也會出現葡萄糖。糖尿病若放著不管，會引起併發症，相當地危險。

血液中的葡萄糖量，專門用語稱為「血糖值」，茶具有使血糖值降低的作用，經種種實驗和症例皆獲得證實。

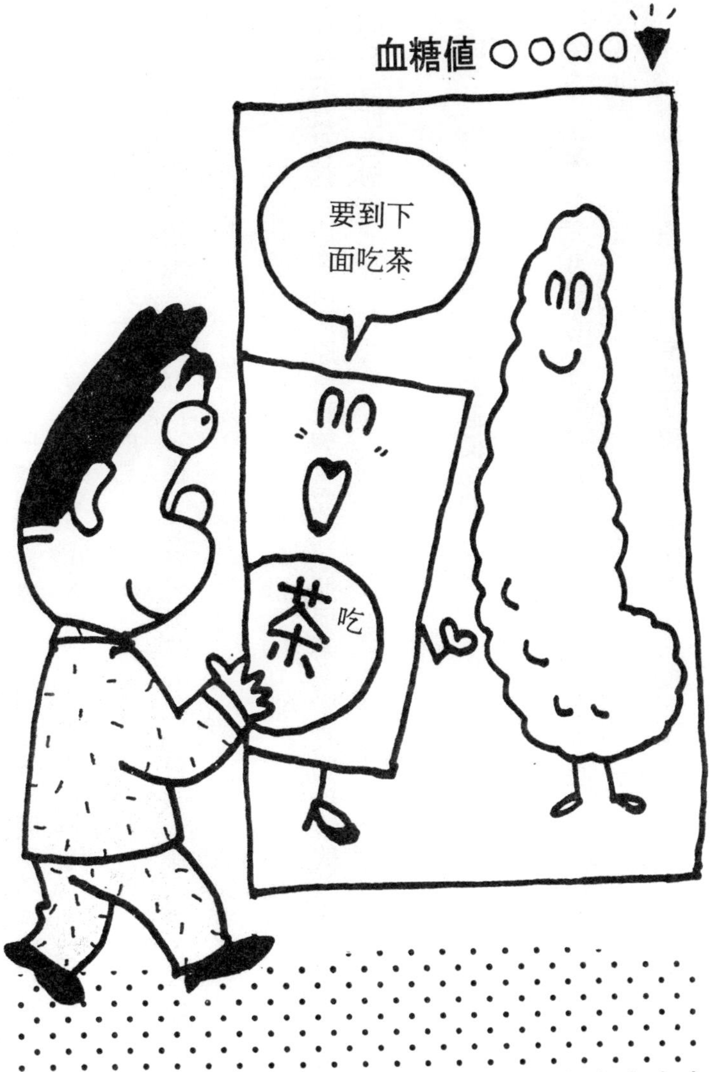
血糖值 ○○○○▼
要到下
面吃茶
茶
吃

一九三三年，京都大學的蓑和田教授，發表了茶具有抑制糖尿病功能的研究。後來，蓑和田教授從茶中製造了糖尿治療錠劑（米諾瓦林劑），並取得了專利。

有一位血糖值二百九十mg／dℓ的男性，開始吃茶後，僅僅三個月，便降低至一百三十mg／dℓ，另有一位四百mg／dℓ的女性，僅三個月，即降低至一百七十mg／dℓ，我接到一些這樣的例子。

此效果，乃是因兒茶酸具有抑制消化澱粉酵素的功能，並能使之慢慢消化吸收之故（三井農林的食品綜合研究所、原所長的研究），並與茶食中食物纖維的效果，相輔相成地來考慮的綜合性之物。

便祕

——茶有良好的通便功能

我想，因便祕而煩惱的人應很多。縱使不是每天，但祇要至少二、三天一次的排便，即被認為並無太大問題。

便祕有弛緩性便祕、痙攣性便祕、習慣性便祕三種。

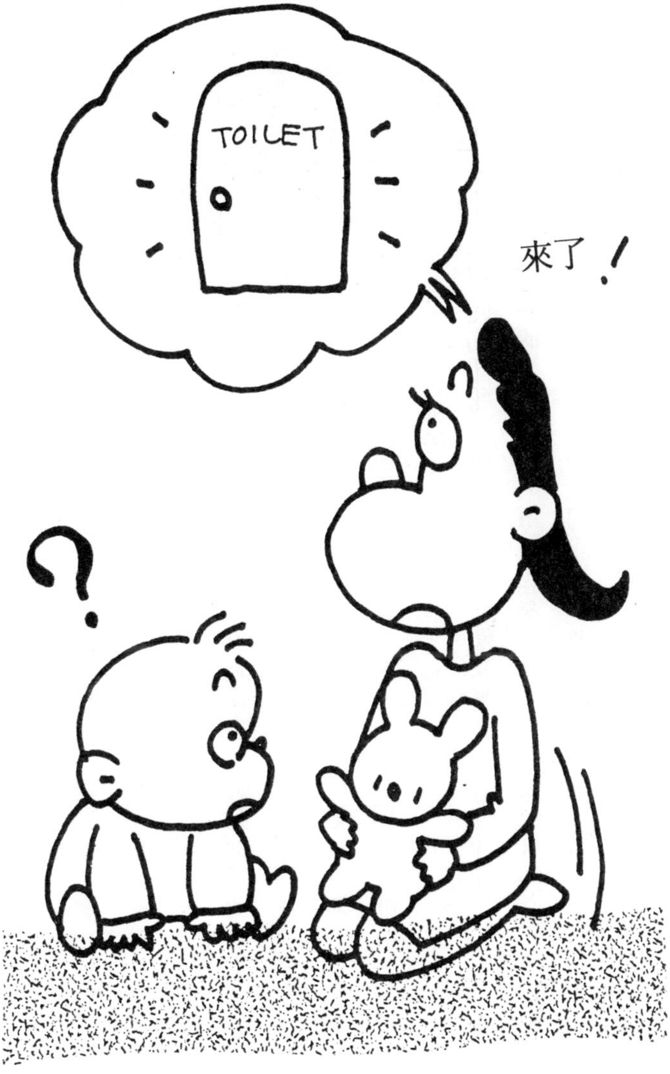
TOILET
來了！

弛緩性便祕是因為大腸下垂之故而引起的便祕，高齡者和運動不足的人很多見。要從事腹肌運動和體操，飲食要多吃含食物纖維多的蓮藕、牛蒡等的蔬菜類。

痙攣性便祕，是每天有排便，但是都一塊一塊的。這是因大腸發生痙攣，腸的內容物不易往前進而引起的便祕。這在易累積壓力的年輕職員中很多，常和下痢交互發生。最重要的，就是要消除壓力。痙攣性便祕和弛緩性便祕相反，要控制纖維質含量多的蔬菜。

最後的習慣性便祕，是便祕當中最多的，尤其以女性居多。此是因過分忍受便意而引起。所謂便意，是在內容物進入直腸時所引起。但因工作及家事忙碌，雖有便意發生，卻不知不覺地忍受，形成習慣，不久，內容物進入了直腸，也不易感到便意，而變成便祕。

感到便意的話，無論如何都要培養到廁所的習慣。而一有此習慣性便祕時，要多吃食物纖維比較好。

除此之外，還有疾病引起的便祕，以及懷孕中的便祕等。

茶正如前述過，含有很多的食物纖維。每天吃茶的話，對弛緩性及習慣性的便祕有充分效果。痙攣性便祕時，也可以考慮到兒茶酸的效果，但也有人認為它完全無效。

也有人寄信到我這裡來，信中寫著「便祕解除了」「通便本來不好，但吃茶則改善了」

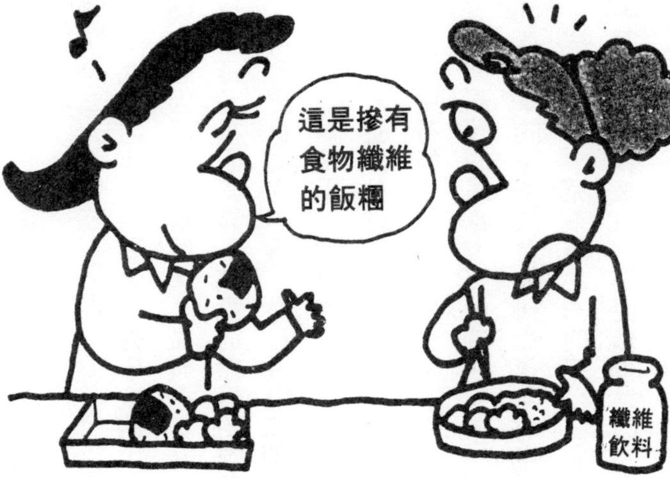

。一向吃含有食物纖維之健康食品的女性，也放棄健康食品，而改吃茶，「便祕稍有改善」如此說。又，有位五十八歲的男性教員，「便祕改善了」在問卷調查時，也做了「便祕改善了」的回答。

腹瀉

——茶有抑制腹瀉的功能

腹瀉正和便祕相反，是大便中水分量多的狀態。只是因為排便多而水分少的，就不能稱為腹瀉。

腹瀉是在吃了不新鮮的食物，或是大量喝冷飲時發生。又，壓力及感冒、食物中毒及感染症的疾病等時也會發生。「小孩子的腹瀉，則喝茶比較好。」這句話，自古以來便在日本流傳著。當中之一的原因，即是茶所具有的殺菌作用。

一九九〇年，昭和大學醫學院的大久保教授小組，闡明了茶中所含的兒茶酸，對於腸管感染症起因菌、百日咳菌、微漿菌等有殺菌作用，又對於黃色葡萄球菌的毒素、腸炎弧菌耐熱溶血毒、霍亂毒素、霍亂溶血毒的作用，皆有使之遲鈍的作用。

茶會防止食物中毒，是自古以來即流傳的，而根據此實驗也獲得證明。

又，太陽化學（股份有限公司）綜合研究所的工作人員和東北大學醫學院的海老名教授一起合作，進行對於成為非洲及東南亞等開發中國家嬰幼兒死亡原因，其濾過性病毒性腹瀉，能否用兒茶酸來防止的研究。

腹瀉原因的病毒，叫做Rotavirus。實驗是採用Hitorotavirus，針對所培養的猴子腎細胞，觀察茶的兒茶酸會如何發揮其功用。

結果，茶中兒茶酸之一的Epigalcatechingalate只要有些微的濃度，即能阻止病毒的感染。以天然物質來說，是從未有過的強力。

像這樣的茶，正如「作為祖母的智慧」傳下來一樣，對腹瀉的預防效果，得到了實證。

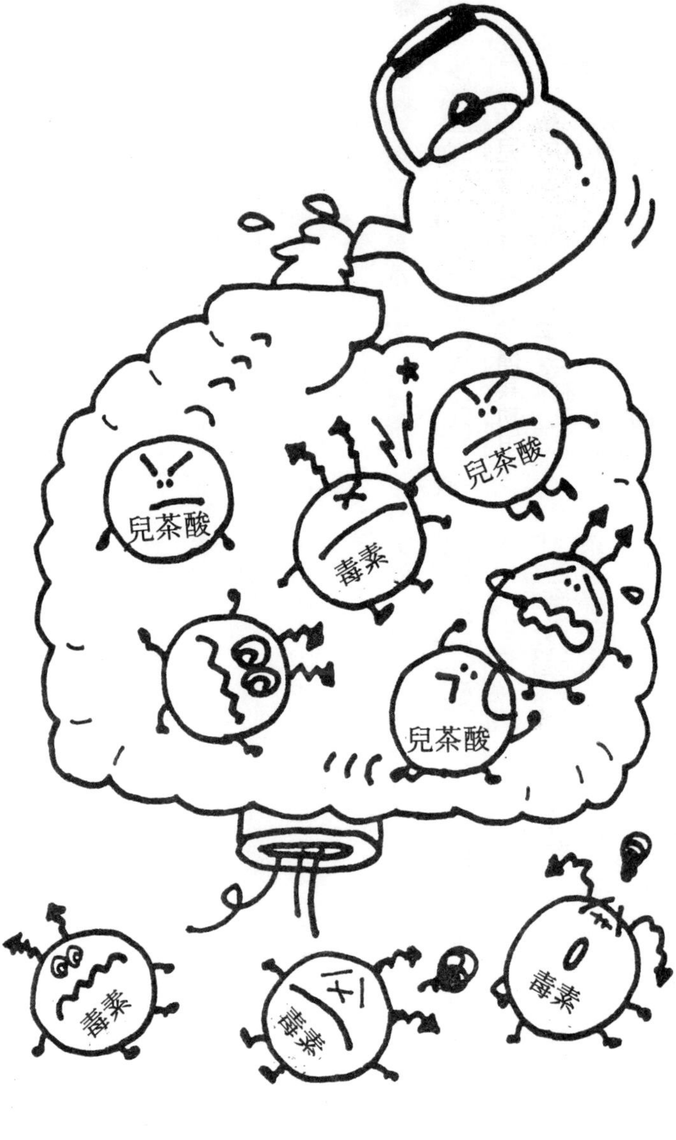
兒茶酸
毒素
兒茶酸
兒茶酸
毒素
毒素
毒素

蛀牙

——茶有抑制蛀牙菌增殖的功能

蛀牙是因口內的突變連鎖球菌和蛀牙菌分解附著在牙齒的糖分，並製造酸，以溶解牙齒的疾病。因此，控制糖分多的食物，每餐吃後即刷牙，以保持口腔的清潔，才是最重要的。

雖然如此，但要每次吃後即刷牙，實在很辛苦。人有時會想吃甜的東西，天生牙齒排列不良的人，食物的渣容易留在牙齒中，而且，有的人天生牙質即較脆弱。因此，據說有七成以上的人會染上蛀牙。

而此時登場的即是茶。茶的兒茶酸，有抑制蛀牙菌增殖的作用。根據太陽化學（股份有限公司）綜合研究所的研究，茶的兒茶酸，尤其是 Galcatechin 和 Epigalcatechn 皆得知有阻止蛀牙菌增殖的功用。比茶的普通泡法稍淡一點，亦可得到期待的效果。

因此，飲食後慢慢地喝茶，不僅能使口中感到舒暢，亦可防止蛀牙的發生。

事實上，在小學的午餐之後，若拿出番茶讓學童喝，則蛀牙的發生率減少，東京醫科牙科大學之大西教授小組，曾加以證明。

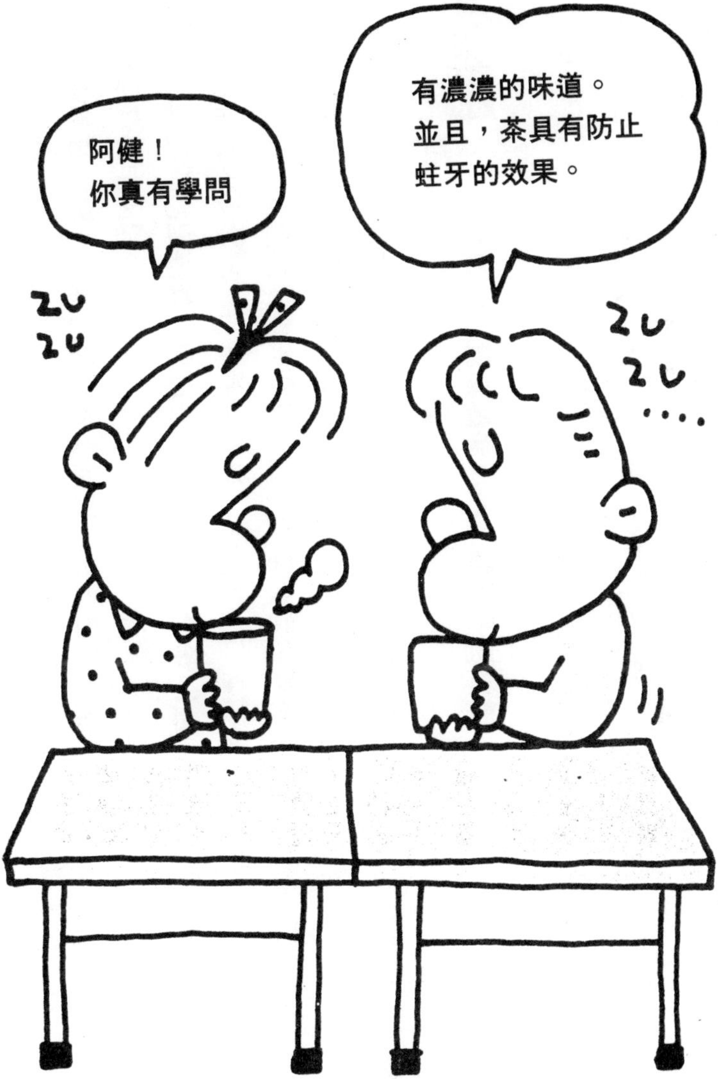
阿健！
你真有學問
有濃濃的味道。
並且，茶具有防止
蛀牙的效果。
ZU
ZU
ZU
ZU

此外，根據其他的醫學調查，茶對於蛀牙有預防效果，是已知的。

而更積極地想防止蛀牙的商品也已賣出。正如前面已述過，蛀牙是由於蛀牙菌的作用而發生。譬如縱然是吃了含有糖分的食品，若沒有蛀牙菌就不會發生。

於是，幾個餅乾製造廠，就把太陽化學（股份有限公司）所推出的叫做Sunfenon的綠茶兒茶酸，作為主成分的粉末，混在糖果、巧克力、口香糖中。

一九九〇年八月開始，森永製果公司，在日本最初發售的牛奶糖中添加了Sunpenon。今後，也要添加在別的餅乾上。

還有，茶也含有使牙質強壯的氟。可用茶的兒茶酸使蛀牙菌死亡，並用氟使牙齒強壯。

過敏症

——茶具有抑制過敏症之源「組胺」的功能

現在，花粉症及過敏性皮膚炎等的過敏症患者增加。過敏症患者，是自古以來就有的，但是，隨著日本的高度成長，更急速增加。其原因仍不明，但是，飲食生活的變化和壓力、大氣污染等的環境惡化、食品添加物和農藥的增加等，可能都是原因。

過敏症是由過敏症之源的抗原進入身體而引起。抗原在食物方面以蛋和牛奶較有名，但現在，也波及到種種的食物。

花粉症的抗原是杉、松豬草等的花粉。

此抗原一進入身體，免疫球蛋白E會附在肥胖細胞，若再捉住抗原的話，肥胖細胞就會放出組胺等的化學傳達物質。而此傳達物質即會引起過敏症。

從一九八九年到九〇年，靜岡衛生環境中心的前田先生小組，以茶之兒茶酸製品Sunfenon證明了茶的抽出液有抑制肥胖細胞所發出之組胺的作用。

為提高炎症系細胞的透過性，便對於引起急性浮腫作用的酵素玻璃酸酶，測定了此酵素的阻礙活性，判定過敏症的作用，現在正在進行。而茶有阻礙玻璃酸酶的作用，也是已知的。

亦即，茶有減低過敏症的作用。

又，這所謂的肥胖細胞，和體重及肥胖並無關係。肥胖細胞也被稱為Mastocyte細胞，是從骨髓前驅細胞所分化出來的，是指會引起過敏症症狀的細胞而言。

感冒

——茶有阻止感冒之濾過性病毒的功能

感冒是因感染了種種的濾過性病毒而發生的疾病。正如「感冒是萬病之源」。本以為是沒有什麼大不了的疾病，卻會遇到嚴重的後果。大多是在冬天，體力衰弱時，身體冷時較易得到感冒。

最有名的是感冒濾過性病毒。感冒濾過性病毒分成A、B、C三種類型，皆是因為感染了感冒濾過性病毒而引起。每年必然都會流行，幾乎每個人都感染過。感冒，只要好好休息，二、三天不工作即可。

能安心靜養是最好的，但還是會感到寒冷而發熱、喉嚨痛、流鼻水，會有各式各樣不愉快的症狀，所以，儘量不要染上最好。

大久保先生則報導了：茶具有阻止感冒濾過性病毒的功能。

大家首先洗手，用茶漱口看看。一定會有預防效果。

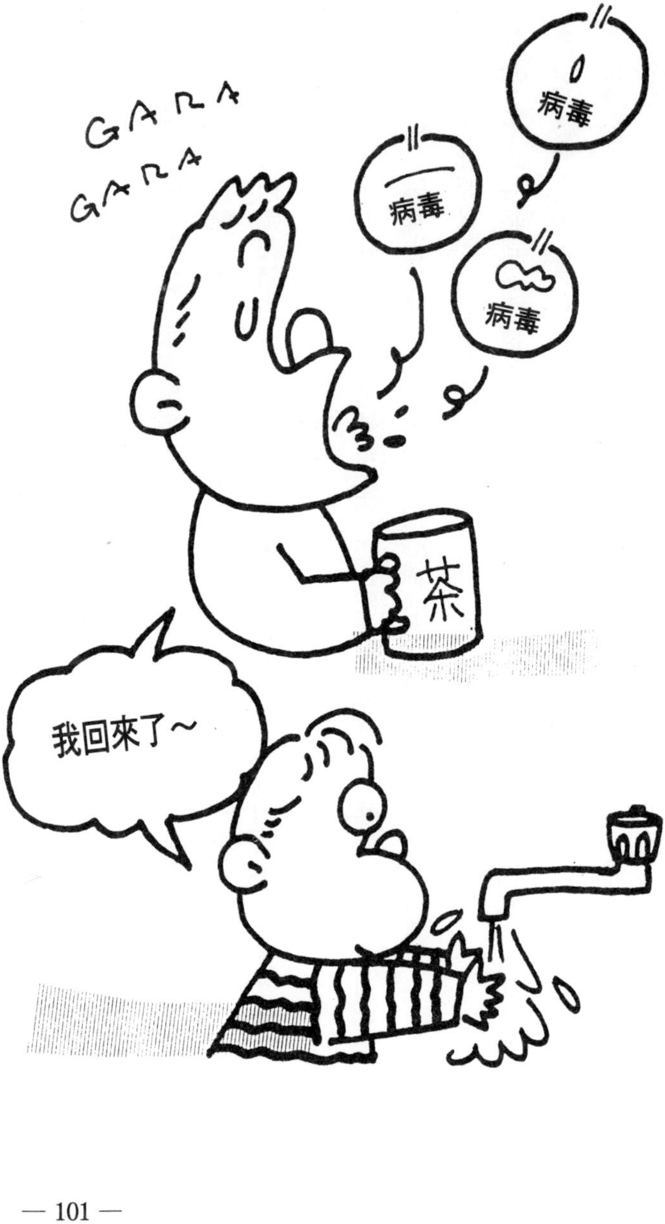
GARA
GARA
病毒
病毒
病毒
茶
我回來了~

老化

——茶有防止細胞老化的功能

人常會想要保持年輕，而不想變老，雖然如此，但人都會隨著年齡而被看出肉體上的衰退。而且，頭腦也會逐漸退化。身體上也會出現視力減退、腰會疼痛等種種老化現象。即使尚自認年輕，但稍微花精力於工作上，便會精疲力盡，上班族會因此休假一天在家中休息的人應該很多吧！

但是，另外一方面，亦有人雖然年紀大，但卻皮膚光潤，有年輕朝氣而精神抖擻。每天早晨皆去慢跑，早餐也好好地進食，常保持心情活潑的人，通常較不易蒼老。

到底，老化是什麼呢？

有關老化的機能尚不清楚，只知其最大的原因，即為所謂的「活性氧」。活性氧是由平時我們所呼吸的空氣中之氧，進入體內而形成的。

若根據活性氧而製作細胞膜的脂質被攻擊的話，分子會被氧化，而製造出過氧化脂質。因為製造膜的脂質被氧化，當然無法擔任膜的角色，細胞就慢慢地降低活性，亦即逐漸老化

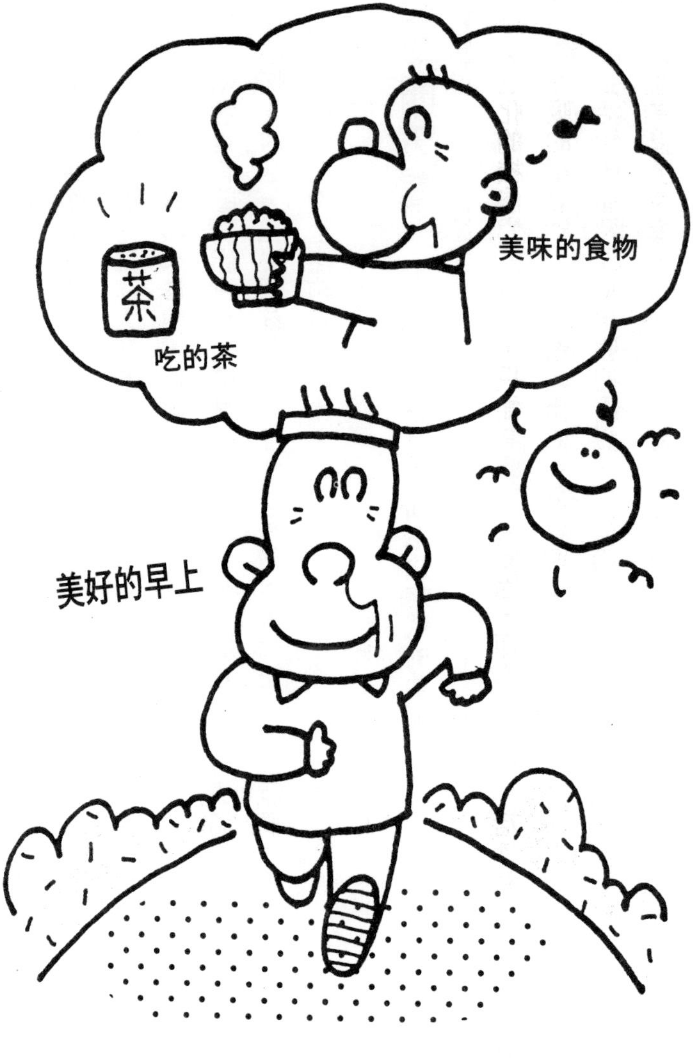
美味的食物
茶
吃的茶
美好的早上

而後死亡。

像這樣，會導致細胞老化的氧化，是茶的兒茶酸類可以防止的。

一九八七年，靜岡縣立大學的佐野教授，從田鼠的臟器調製細胞，在試管中實驗，並用餵予兒茶酸的田鼠臟器來實驗，以此確認了這一點。

又，筆者也有關於脂質代謝的實驗，確認了它有防止血液生成過氧化脂質的效果。直接吃茶的話，就跟胡蘿蔔素及維他命E的效果相符，能使我們身體之基本單位的細胞保持最佳狀態。也就是能夠防止老化。

更年期障礙

——茶有緩和更年期不快症狀的功能

女性一般說來，在五十歲前後月經即停止。此時期通常稱為更年期。一到了更年期，未必有何特別原因，就會出現頭痛和肩酸、倦怠感和失眠、手腳發涼痲痺、耳鳴及目眩等種種不愉快的症狀。此即稱為更年期障礙。

因為也有個性等個人的差異，亦有人幾乎沒有更年期障礙的煩惱，但大多數的人，都會陷入某種障礙之中。

原因似乎是因荷爾蒙失去平衡，而影響到自律神經中樞的緣故。雖然不必太憂慮，但是，女性到了五十歲，孩子都獨立了，是要過著和以往截然不同生活的時期。且精神也容易變得不安，故心情應該保持從容的態度，去參加趣味或義工活動，過著活生活現的生活，才是最好的。

另外，攝取平衡的飲食，也是非常重要。

茶就正如前述過，含有很多對身體的營養素和成分。同時，擁有慢慢品嘗一杯茶的時間，也具有鬆弛心情的作用。

有人寫信告訴我：「自從吃了茶，本來中午前都必須睡一覺，現在則可以起來。」且「我的肩酸也治好了」。這大概和精神層面也有關係，但是，茶具有覺醒作用，並含有使血液循環作用良好的咖啡因，可能多少有些關連性。

減肥效果

——茶有防止腹部累積過多脂肪的功用

年輕女性極關心的事之一，即是「瘦得漂亮」這一點。只要是女性雜誌就一定有減肥的記載，到了書店，那裡都會放有各式各樣的減肥書。最近，甚至連男性也會怕過胖，因此，連「男性減肥」的書也相繼出現。

減肥的基本，是不要攝取過多的熱量（卡路里），但若勉強減少則對健康不好。直接吃茶的話，不勉強即會有減肥效果。茶有防止肚子中累積多餘脂肪的功能。

我作了以下的實驗，確認了這一點。

對田鼠給予①普通餌、②混合茶百分之一的餌、③混合百分之五的餌三種類，養了二十八個星期。然後，解剖測量肚子中所累積的脂肪量。結果，給予吃普通餌者最多，給予百分之一的餌、百分之五的餌，則依順序減少。（參照圖⑮）

而且，對於高脂肪的餌，加了百分之一的茶，就接近了吃普通餌時所累積的量。

關於對人的減肥效果，尚無清晰的資料，但是，我們正在進行一位女學生的例子，她以一天六公克，持續吃三個月，結果體脂肪減少至百分之一（約五百公克）。「和藥物減肥快速瘦下不同」，有很溫和的降低傾向。

於此要注意一點，「不斷地瘦下去」「一個月瘦了五公斤」等各式各樣的瘦身法，是太過急速的體重降低，對於健康並不是好事。

適度的運動，攝取適當的能量，自然地，身體的脂肪會減少，臀、腰也會漂亮。體重雖不大幅減輕，但身體的組成卻會改變，並使脂肪減少，肌肉增加。

真正的健康美人，要看起來修長，但是不能有虛胖的肚子。

至於茶的減肥效果，被認為是其成分中的兒茶酸、咖啡因、食物纖維等，綜合性地參與而帶來的。

攝取了咖啡因的話，生產體熱的褐色脂肪細胞會變得活潑，並把卡路里當作熱而發散。也就是即使你不活動，也會使用卡路里，因此而有減肥效果。但這也並非合乎所有的人，而只大約適合八成左右的人，亦即不適合其餘二成的人。

像這樣地，直接吃茶，以防止腹部累積脂肪，對於改造體型有效果，已得到闡明了。

而第三章是如何呢?是除了對於癌、腦中風、心臟病等的所謂三大成人病有效之外，對於我們所關心的疾病，也能發揮很多效力。當然，直接吃則效果更強是不用說的。

於此，再畫蛇添足地說一句話，日本人全體若都每天吃茶的話，說不定平均壽命又會延長。

圖⑮　累積在腹部的脂肪量

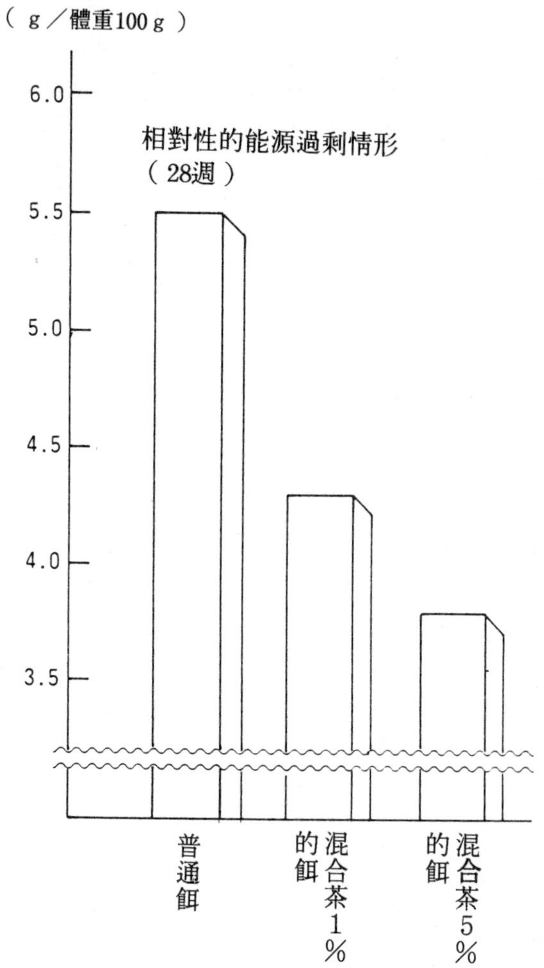

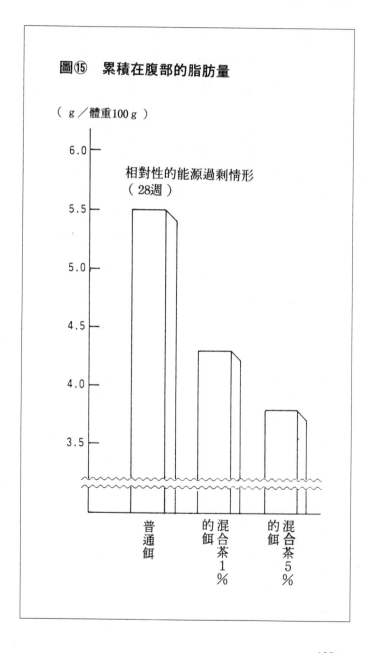

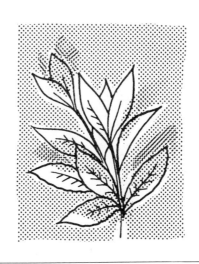

第四章

經驗談—吃茶而變得健康

因為吃茶而使膽固醇的值降低

嬉野純一（長崎市・四十五歲・職員）

我是在長崎市中央批發市場作蔬菜競標的人。一九四七年出生，現在四十五歲。我每個月捐一次血，於是，我知道我的膽固醇值上昇，正在煩惱不知該如何是好。要使膽固醇值降低，就必須要控制我很喜歡的蛋，要有種種的限制。

茶隨時都有，所以就立刻嚐試茶食，因為作成粉末很麻煩，就直接灑在飯上，或是把一茶匙的茶，直接送入口中來吃。使用這樣的方法，既不會浪費時間，也不會浪費金錢。

用此方法一個月後，原本有二百七十一的膽固醇值，降至二百二十六。九二年最後一次的捐血，已降至一九五和二百前後的值。除此之外，我完全過著和以前相同的生活，所以，我覺得茶食的效果很靈驗。

最令我困惑的事，是人到了四十歲，話題才都變成以健康為主，告訴了親友，大家都很喜歡聽。至於，要實踐至何程度，目前尚不明，但我自許是「茶食」的步行宣傳員。前天，當我得意洋洋地向擔任營養師的表妹敍述時，沒想到她比我更早就實行了茶食。

我的專長是在香菇。香菇根據近年的研究，發表了有抗腫傷的效果。又玉蕈、朴蕈、香菇的莖，聽說還會使癌細胞縮小。

另一方面，茶也有美妙的效果。利用茶的兒茶酸可抑制癌作用，可使血糖值和血壓降低，也有抑制過剩膽固醇的功效。具有此美好效果的茶，在中央批發市場並沒有經營，實在令人非常遺憾。

在茶出產地靜岡縣出生的漫畫家櫻桃子小姐的『桃子罐頭』一書中，曾寫過「茶可治療香港腳」。因我長年患有香港腳，尤其是最近幾年開始惡化起來，所以就在早上來試試。確實有效果，但似乎最少要持續一個月或二個月才行。我雖然覺得很麻煩，但是想：「唉！不久就會好。」正期待著和香港腳告別的日子。

據說靜岡縣的大井川流域，其癌症患者和其他地區相比，極端地少。此乃因他們於飯前、飯後皆喝茶，並且稀釋在奶瓶中讓嬰兒喝，完全用茶來作三餐的生活，不知是否是因此緣故？

而比此效果更快的，即是吃茶。正如桑野教授所說，茶渣用吃的會有反抗，但是，江戶時代（當時的茶很貴）的下級武士，據說把茶渣作為蔬菜的代用品來吃，以攝取維他命。

飯後消除口臭，有人說口香糖最好；防止愛睏，也宣傳說口香糖最好，但卻不能將口香糖吞下，則為其缺點。新加坡禁止口香糖的製造、輸入。大概是為了保持街市的美麗，受不了被口香糖的橡皮所污染吧！我所喜愛的長崎石階，就因口香糖而形成很多污點，看到美麗大廈的地板黏貼著口香糖，真想叫小孩子「不要吃口香糖，好不好！」當然公德心也很重要，但我更想追究企業責任。所以，就去拜託口香糖製造公司。中國、東南亞有製造可吃之茶的「漬物茶」「竹筒茶」

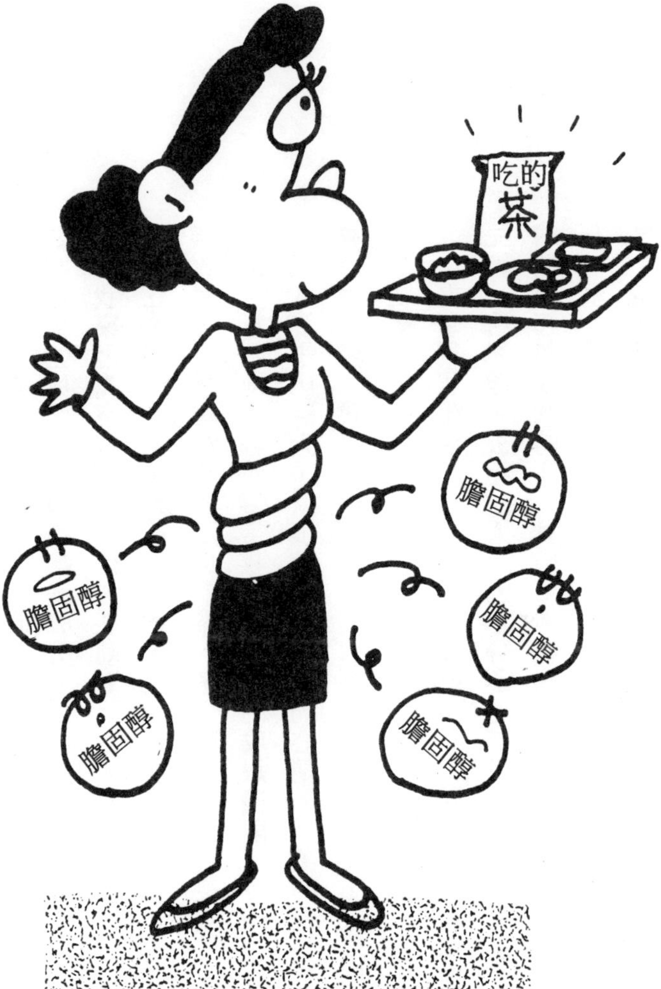
吃的
茶
膽固醇
膽固醇
膽固醇
膽固醇
膽固醇

把能嚼一小時的茶加以改良，開發能吃的「茶口香糖」如何呢？當然要能吃，並只丟棄剩餘的纖維成分。如此必可賣得好。

我家因為沒有錢的關係，從前夏天從未喝過果汁。母親都用麥茶和薏仁茶相混合，用大茶壺來煮，在冷卻後喝來裹腹。此傳統至今並無改變，只是材料變成了烏龍茶。冬天時，喝酒過後喝二、三杯再睡，則可舒服地睡著。每當我站在超市的收銀機前，看到那些把烏龍茶罐收入簍子中的人，就很搞不懂他們的心情。自製的不僅便宜，且不會產生垃圾。我車子中都載著烏龍茶，開車兜風時，就用以擦臉及窗子的油膩。

過著獨居生活，且不喝茶的我的岳母，因糖尿病和高血壓，一會兒胖一會兒瘦，去年夏天，因水分不足罹患腦梗塞而病倒。她從去年的秋天起和我們同住。我們不斷地讓她喝茶，因此，我希望她能活到九十歲。茶不僅能用來作法事，在各種情形也能作為贈答的禮品，我衷心希望世界的潮流也可以改變。

自榮西禪師在佐賀縣背振山中播茶種子之後，茶對日本人健康的貢獻，是難以計數的。我的出生地嬉野，有樹齡三百年的大茶樹，去年日本第一的新茶，便是長崎縣的彼杵茶。

我好像和茶很有緣份，將來也想從事茶業。我最後用榮西禪師的「茶是養生的仙藥，延命之妙術。」這句話來感謝桑野教授。

評論

嬉野先生，是一九九二年三月，聽了NHK收音機，而開始「茶食」的人。也許是因為工作之故，其吃茶的方法非常靈活。但如此之食用方法，確實可充分發揮其效果。有時，也希望你試試比較高明的吃法。

嬉野先生說：「將來要從事與茶有關的工作。」對茶的知識極為豐富，並具有各式各樣的創意。說不定會開創新類型的茶店。

關於櫻桃子的漫畫，裡面說茶對香港腳有效，的確，對於香港腳形成原因的白癬菌，茶顯示有殺菌作用，這已由昭和大學醫學院的島村教授小組加以證實了。關於此點，似乎紅茶的浸出液作用比較強。

我對於口香糖，有很有趣的意見。以泰國北部為中心，有叫做米燕的茶漬物，是沒有使用鹽的發酵茶。裡面含有加薑及岩鹽，先如口香糖般地咀嚼，最後再將之吞下。若能解決品質的安定性，我盼望新的口香糖能登場。

其對於烏龍茶的利用，我真佩服。它具有使油分掉落的效果，以及殺菌效果，會使臉和手感到爽朗。也能使車窗漂亮。我真佩服此極佳的方法。

要喝的時候，偶爾也試試番茶看看。就如同利用麥茶的要領，喝喝看在冰箱中所作的不過濾之茶。烏龍茶有其好處以及愉快之處，我想，番茶也是不錯的。維他命類的量，以番茶較多。

以消費者團體來學習茶

波田野秀子（大田區消費者團體「綠之會」會長）

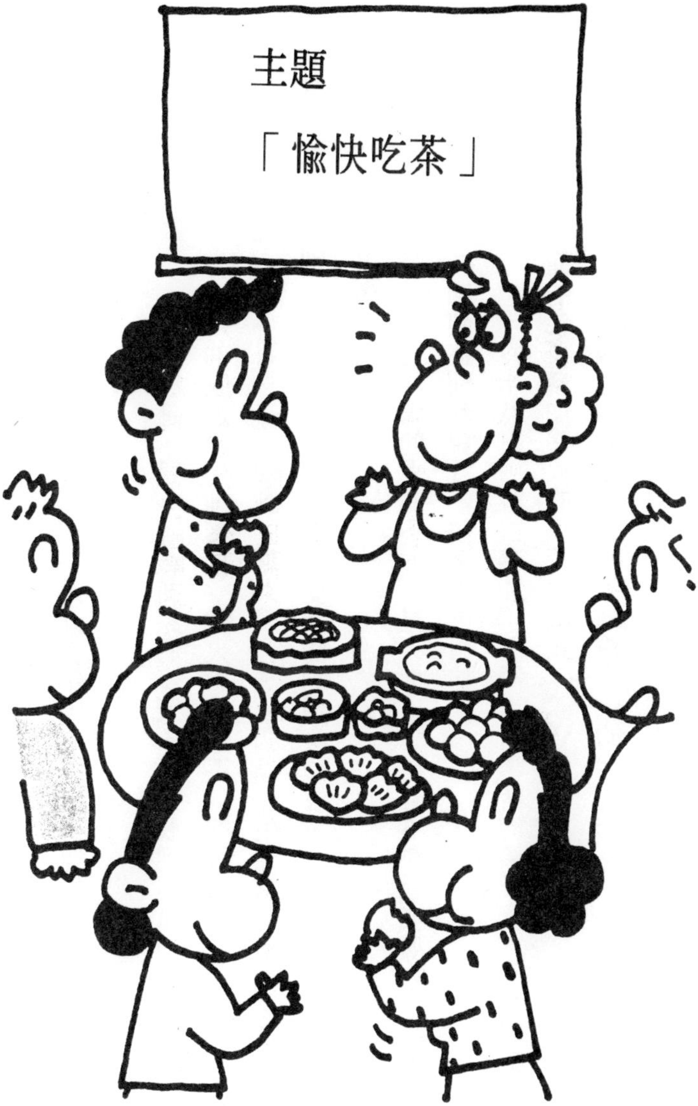
主題
「愉快吃茶」

我們以重新檢討「日本的飲食」為主題，在一九九一年研究和大森有相關的「海苔」，一九九二年，則決定研究以健康飲料而流行的「茶」。

茶的製造，是在出廠新茶的春天，但是我們運氣很好，有機會在靜岡縣的牧之原台地參觀「秋天第四號茶」的製造。

十月一日，由靜岡縣茶葉會議所福島先生介紹，參觀了廣大的茶園、製造工廠、實驗場，使我能夠親身體會茶的歷史、茶的效能，以及對茶的熱情。

正是所謂的百聞不如一見，本來總是毫不在意地喝的一杯茶，此時感到特別的親近，並增添了韻味。

十月十八日，我去參加了所澤市所舉辦的第四十六回全國茶祭，而能親自參加盛大的「芳香儀式」。

也因為如此，第一次遇到粉末狀的「吃的茶」。當地的人並製造用茶做的餅乾和茶料理，我逐一地試吃看看，毫無格格不入之感，甚至有種芳香感。由報紙、電視等，我得知有粉末狀的食用茶，但把它放入口中吃，則還是初次，故決定把它當作五月展覽會的紀念品而買了一些。

後來，在繼續學習當中，我對茶的營養價值，尤其是兒茶酸的藥效，頗感吃驚，桑野教授所提倡的吃整個茶葉的茶食，我覺得是很美妙的方法。

我立刻告訴山英股份有限公司，說我正在學習茶，並把有關茶食的資料，以及桑野教授的書，皆奉以學習。而桑野教授和山英股份有限公司花了三年研究而完成的，用灑著吃的「吃的茶」，我們亦決定試試看。

十一月十日的讀書會時，山英股份有限公司和品川的秋葉園先生，帶來了「吃的茶」和好幾種的茶及其資料，並沖泡了好喝的茶，也給予了種種的說明。他們不僅熱心地作生意，更令我們深深地感受到對於茶的熱誠。

於是，各人都先買了一罐（九十公克），以一天六公克為標準，決定邊研究邊吃。

食用的量和食用的方法，因各人而不同，但一進入十二月，則有少許有效果的報告出現。

評論

以波田野女士為會長的「綠之會」，似乎是從身邊的主題，到飲食生活，皆積極學習的團體。很遺憾地，我沒有親自和她講過話，我想，大家一定都是很美好的伙伴，這令我很羨慕。

且說，吃茶之後沒多久，效果即已出現。這和「幹勁一發」等的滋養、強壯飲料不同，並沒有過激之物。又，健康的人吃了茶，似乎外表上看來也不會更健康。但是對於維持健康、支持健康，皆能發揮看不見的力量，因此務必長久食用。

但是，不要以為吃了茶、喝了茶，就能成為超人，而過分相信這是不老長壽的祕方。看

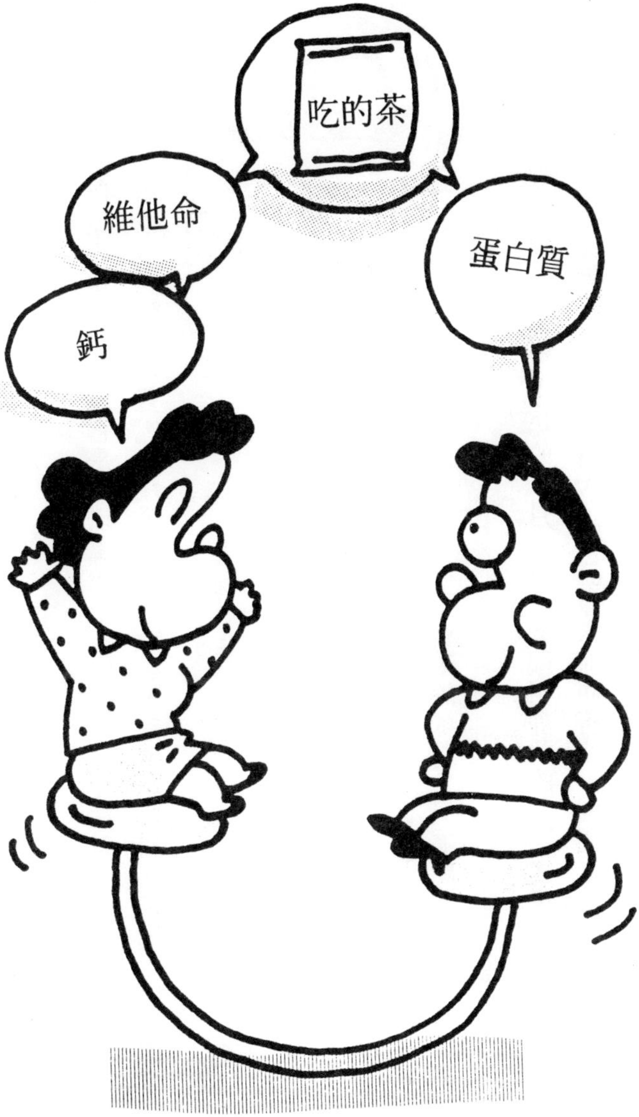
鈣
維他命
吃的茶
蛋白質

了第三章，說不定會有人認為吃茶是萬無一失的，這正和波田野女士的評論不同，於此就順便提一提。

不論是如何優良的食品，僅靠它是難以萬無一失的。應該要注意平衡的飲食生活，再加上茶的攝取。當然也要運動和休養，並注意壓力的舒發，持續過著肩部鬆弛無負擔的自然體生活，才是最重要的。

感冒治好了，大便也通暢了

池部鶴子（東京都・五十六歲・主婦）

我在五年內，幾乎都不曾喝過綠茶，只喝烏龍茶、焙茶、健康茶、咖啡等。

自從去年的十月一日，參觀了靜岡的茶園之後，每天早、中、晚皆常喝綠茶。若因感冒流鼻水而痛苦時，則把當地所買的粗茶泡得濃一些，喝了三、四杯之後，鼻水即停止而感到暢快，令我很吃驚。

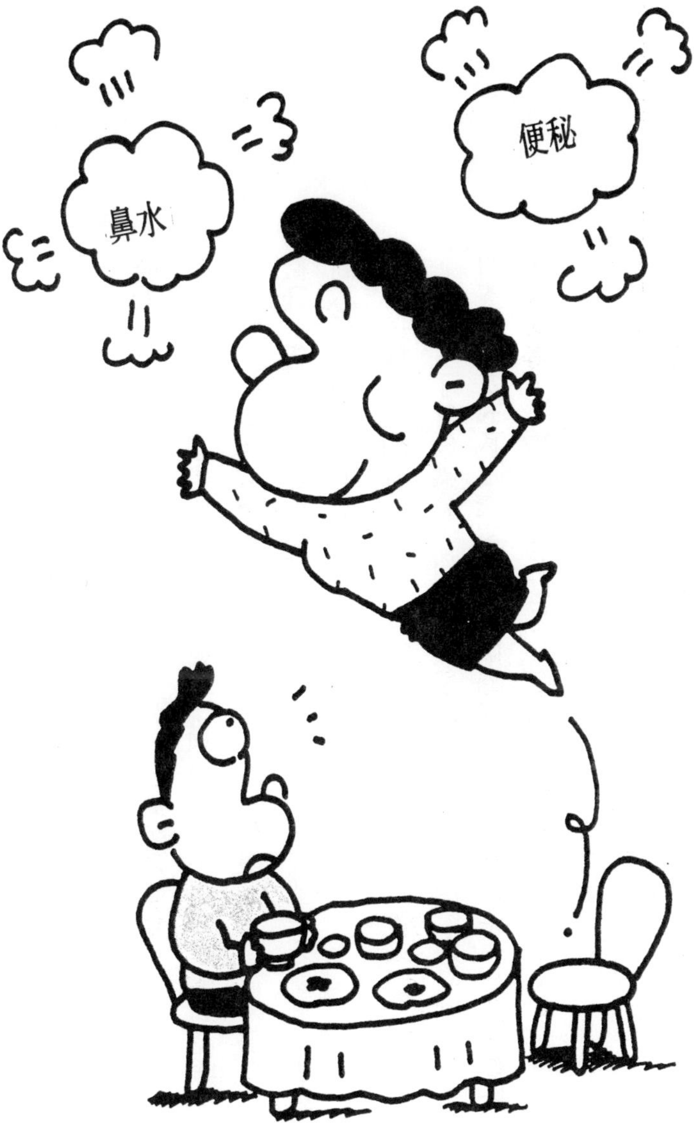
鼻水
便秘

還有，在三十年前，我因胃潰瘍之故，而把胃切掉三分之二，也因此變成了便祕症，自五年前，就食用健康食品（食物纖維）。但自從十一月開始食用「吃的茶」，就乾脆放棄了健康食品。雖然感到很不安，但是過了半個月，則每天都可到廁所去，這令我感到高興。

又，因我年輕時喜歡吃甜的東西，故蛀牙很多，現在幾乎滿口是假牙。飯後口中都會黏黏的，而且好像會一直殘留在牙齒上，雖然感到不舒服，但都不太去介意它。

前陣子出門旅行三天，幾乎通通喝綠茶，特意帶去的「吃的茶」，也失去了吃的機會，口中就又感到那不快感。回家則立刻吃那美味的茶，而安下了心。

這才終於知道，每天喝茶、吃吃綠茶，對我而言是大事，今後也想持續下去。

評論

池部女士也寫了有關便祕的消除，我想，連池部女士都如此寫，接近便秘狀態的人應很多吧！第三章也說過，吃茶對於便的通暢，有很多良好的個案，這亦是事實。

某女學生聽了我有關茶的談話，但似乎對此食用方法很敏感的樣子。她把粉茶放入茶碗中，注入熱水，一口氣喝掉，宛如吃藥一般。一星期後，授課終了時，我聽到有個聲音說：「老師，茶真有效耶！」而開始告訴我前面所寫的食用方法（用吞的方法）、便秘消除之事、早上能舒暢地起床等事，並且一邊說「謝謝」，一邊走去上別的課。

最後，沒有機會再和她說話，我本來想告訴她更愉快的吃法，但在課堂中，也只能告訴全體學生好吃的吃法而已。不知現在她是否仍是一口氣地喝下！除此之外，對於吃茶的療效，聽到最多的，即是對於便祕的效果。

最近，也讓女學生吃茶，將其對血液性狀的影響，經三個月的調查，最初的反應是告訴我：「老師，我的便祕治好了。」這是五名當中三名的回答。剩下的二位，是本來就通便良好的學生。

對於消除便祕的調查研究，是今後的課題之一，但大概只有六至七成可解除便祕的煩惱，我如此地想。

長年感到痛苦的過敏性鼻炎減輕了

手塚惠子（東京都・五十五歲・主婦）

虛弱的我，早晨「由一杯咖啡開始」，飯後皆不喝綠茶，每天只喝五至十杯咖啡。

自從學習茶之後，知道了綠茶的好處，於是，我乾脆改喝綠茶。一杯、二杯……，每天常喝，發覺即使一天不喝一次咖啡，依然能維持下去。

然後，從十一月開始加上「吃的茶」，以一天六公克為標準，任何東西皆灑上來吃。

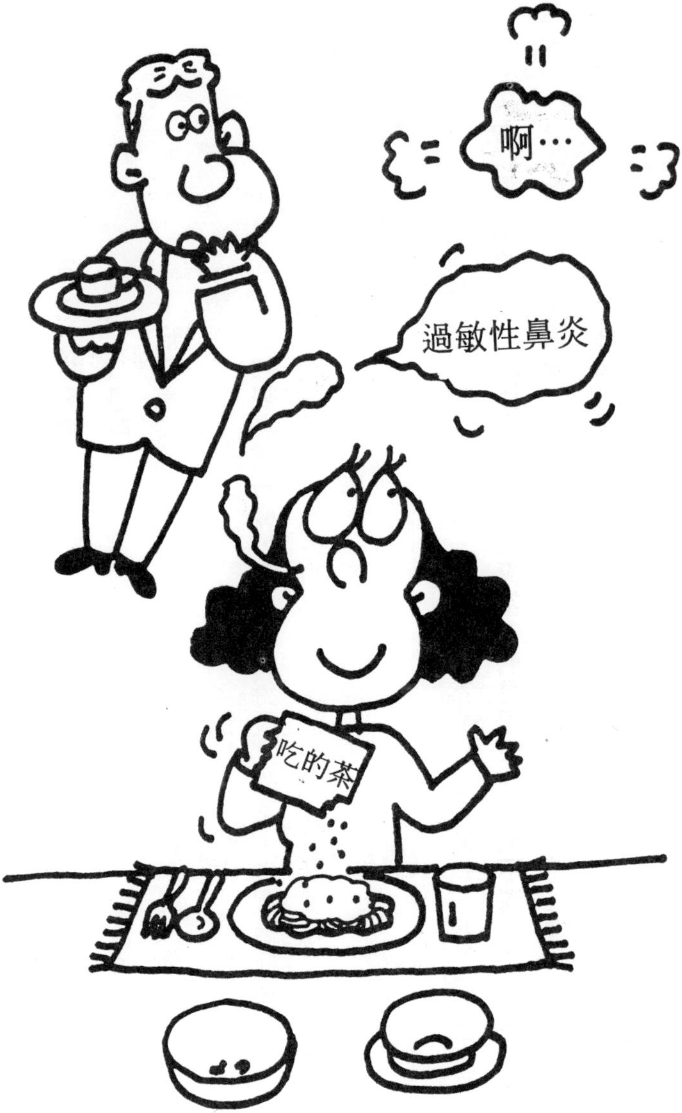
啊…
過敏性鼻炎
吃的茶

到了十二月，身體狀況好很多。也許因一向只喝咖啡之故，感到胃都有沈重感，但現在則完全消失。而口中的黏感亦消失，並且舒暢起來。被蟲咬時，化膿也很難治好，但現在則很快痊癒，全都是些好事。而最重要的，則是長年感到痛苦的過敏性鼻炎減輕了，令我感到很高興。

正如喝咖啡一樣，現在，我每天吃綠茶，也覺得好吃。如此提早知道綠茶的效果，學習茶，我覺得真好。

評論

手塚女士似乎和我有相同的煩惱。過敏性鼻炎真的是很令人感到痛苦。一箱衛生紙馬上就消失。一邊閱讀著茶的兒茶酸效果可減輕過敏症的論文，還一邊感覺這大概不符合我的情形，但是妻子說：「你最近好像較少打噴嚏，衛生紙的減少亦緩慢下來。」回頭一看，的確，似乎鼻炎稍微減輕。

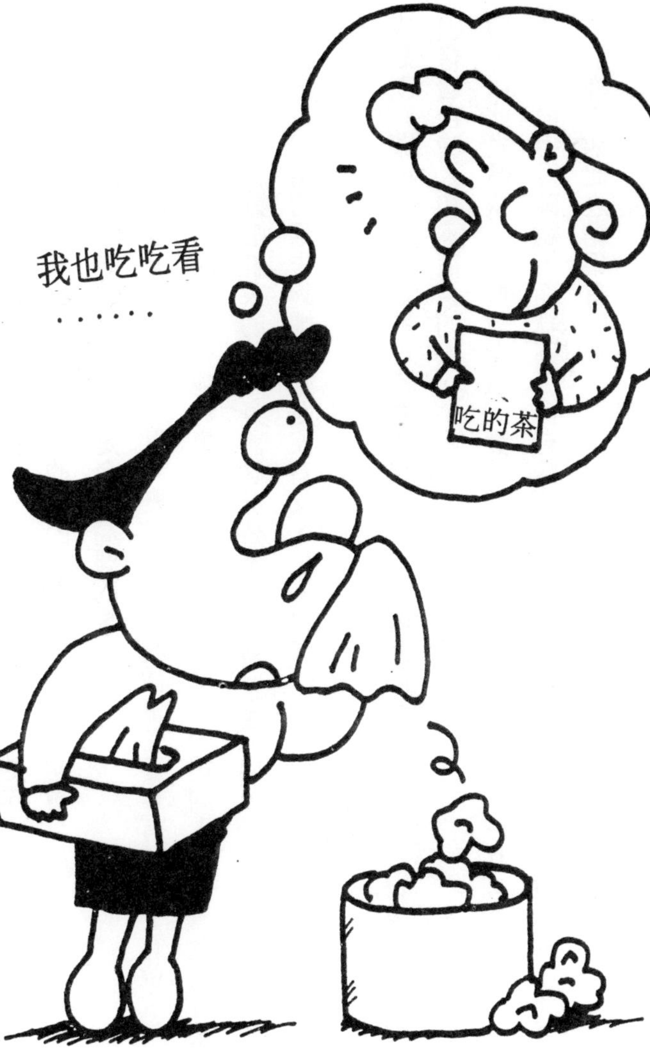
我也吃吃看
……
吃的茶

口中的黏感消除，這是由兒茶酸而來的效果，因造成黏感之來源的葡聚醣之糊狀物質不能形成之故。而此葡聚醣也是形成牙垢的原因。若放置不管，也會形成蛀牙或牙周病，因是牙齒和牙齦的大敵，故能將之消除，是令人高興的事。

又聽說你的身體狀況好起來了，這大概是和茶中的微量營養素有關係。有位去年的畢業生到我研究室來玩，告訴許多有趣的事。有位和他同時進入公司的人，很喜歡喝紅茶，一天都要喝十杯。也喜歡喝紅茶的她，身體狀況皆不好，有一點貧血，於是，本校的畢業生，把聽我所說之有關茶的話告訴她，她雖沒有吃，但卻放棄了原本極喜愛的紅茶，而改變成綠茶。於是，精神一天天地好起來。

喜歡喝紅茶的人，身體狀況常會不艮，英國人因此而都變成病態。但事實上並沒有，此乃是因有適合的人和不適合的人。

聽了如此之體驗，都會與老鼠的實驗結果重疊思考。茶（綠茶）比紅茶和烏龍茶具有更多的效果，已獲得確認，而紅茶等含有豐富的被氧化分解後即不存在的維他命，尤其是維他命C，也許和如此之結果有關吧！

腰痛消失，頑固的便祕也消除了

濱川初江（東京都・五十歲・主婦）

我以前很喜歡游泳，一週有五天，一天一小時，在游泳池內游泳。用「吃的茶」開始吃茶，大約半個月一罐（九十公克）吃完時，首先發現腰痛消失了。

我的腰痛並不嚴重，但若過分勉強的話，會發生持續性緩慢疼痛，從一年前，採用了水中運動（水中有氧運動）。說不定其效果便開始出現，總而言之，消除了腰的不安感。

然後，雖是少量，但尚可每天排便。此三十年來的頑固便祕，也曾換了不少藥喝，但自去年夏天以來，身體狀況不佳，因此就放棄依賴成藥。

之後聽說蘆薈很好，就用粉末來飲用，但是藥效仍不清楚，決定吃茶食後，則稍微消除。

進入第二罐時，不知何故，粉末狀的茶葉，在口中竟有異樣感，因感到有些格格不入而討厭吃。但是，過了三天，又可以恢復原狀地吃，我覺得「很不可思議」。

以往，大概是便祕症之故，胃附近會不舒服，也吃得不多，但最近則可以吃得較多，且會感到肚子餓。增添了飲食的樂趣。

我幾乎把「吃的茶」灑在所有的料理中。也灑在甜餅乾和水果上，來品嚐各種不同的味道。口中舒暢時，就把「吃的茶」直接放入口中，咀嚼著吃。雖有一點苦味但很芳香，不管怎麼說，從此以後都很暢快，情緒也很好。

還有，三年前受傷的膝蓋，每天早上步行時都會覺得疼痛，但現在則已無感覺了。

開始吃茶，才發覺真的不錯。從今後，要繼續地一邊吃茶，一邊享受我所喜愛的游泳。

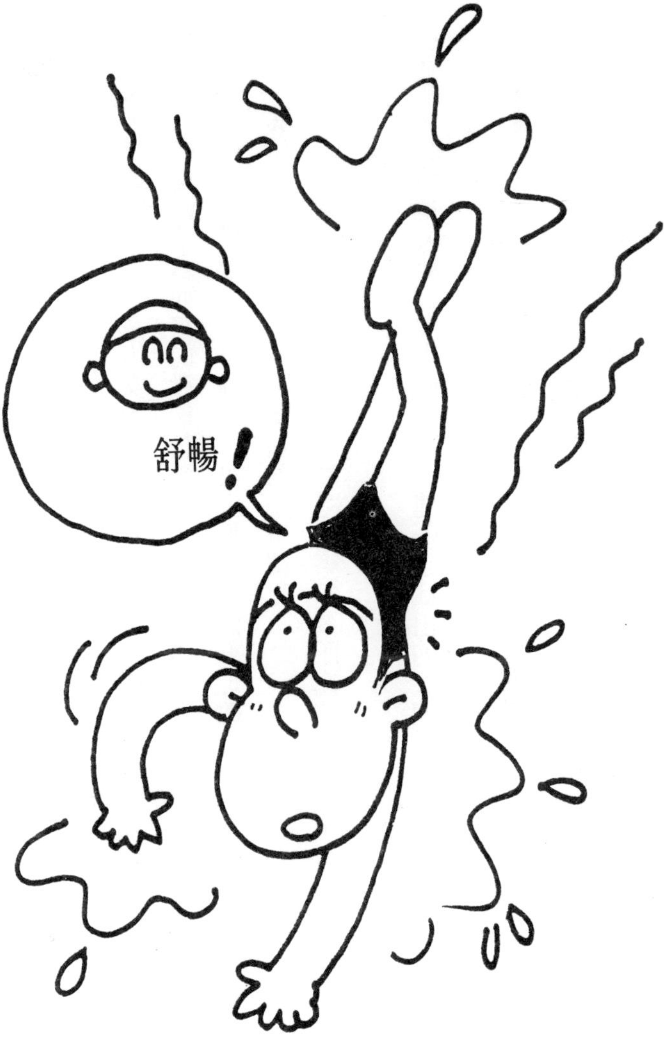
舒暢！

評論

關於便祕，已如前述過，濱川女士的腰痛、膝痛，就讓我附帶一提。

此效果，大概是因茶食而來的微量營養素，尤其是維他命E的攝取，和咖啡因之運動機能提高效果等綜合的結果吧！簡單地說，可以說是血液循環改善了。濱川女士喜歡游泳，這是很好的事。就配合著體能狀況，不要勉強地持續吧！

關於咖啡因的效果已經做過敍述，各位閱讀第二章所寫的有效性，我想就可以了解。於此，我再提另一段故事。

這是我參加關西電視節目演出的故事。連一起演出的女演員都說：「喝了好茶，就想要跳舞……。」這是第一天的事。

此時，就說了第二章所說過的話，說明這乃因茶是活力泉源。

第二天，別的女演員說：「玉露很美味，喝五、六杯，臉就會紅潤起來……」於是，我說明了咖啡因有使血管末梢擴張的作用。然後，「臉和身體會發熱」是因體溫上昇，因而用了能量，也就是說使用了多餘的熱量，而得到減肥的效果。
如此說你們應懂了吧！咖啡因絕非不好的東西，要好好地活用它。

長年的貧血症和胃弱（胃功能不好）皆得到改善

赤津澄江（東京都・四十四歲・主婦）

我出生於茶之生產地靜岡，也是極愛茶的人。偶爾品嘗抹茶，夏天則製作冰茶來喝。而咖啡、紅茶則幾乎不喝。

此次，學習了茶，對於其營養價值、藥效，皆極吃驚，並且，把整個茶拿來吃，又更令我大吃一驚。以往也曾吃過茶麵、抹茶餅乾、抹茶冰淇淋等，但並無考慮要將它應用在每天的飲食中，故難以接受。但將如此營養的東西丟掉，又是很可惜的，就想乾脆把茶渣作成鹹烹海味看看。但是，也許因為那是不太昂貴的東西，故雖不是很難吃，卻因太苦而吃不下。

後來，就決定以灑著使用的「吃的茶」，以一天六公克為標準來吃吃看。此是簡單而方便的。一定會灑在白飯上，然後對煮的東西、炒的東西、沙拉、濃湯、味噌湯……，任何食物皆灑上。

幾乎所有的料理皆無異樣感，而能夠吃下。尤其是放有梅干的飯，灑上鹽和芝麻，再灑上茶，再用海苔卷起，則是最好吃的。要作便當或蔬菜不足時，是很值得推薦的。放入納豆則更香，極為美味。可說是日本人的智慧結晶。

一個月過去後，身體也逐漸輕鬆，肚子也會餓，排尿也暢快。我因長年的貧血症及胃弱之故，約五年前開始吃營養補助食品，對於飲食也很關心，因此，身體狀況也有相當的改善，但自吃茶後，我則感覺更好起來。

以貧血來說，約八年前，血色素的值是七至八g／dℓ而已，尤其是鐵質，只有正常值的四分之一。從醫院拿回的鐵劑，只要一喝，就會感覺不舒服，而立刻放棄，於是，就改吃鐵分含量多的Pune Extract。三年前就提高到一〇・九g／dℓ，從去年九月開始，食量也增加了。數值應該也提昇了。但是，去年的夏天，喝了冰茶，那是十月在靜岡當地買的粗茶，感覺非常好喝，而喝了很多。

以往，因為貧血之故，對茶總有些擔心。但是，在靜岡所拿到的資料裡寫著：「茶的丹寧會和鐵結合，但遇到胃酸則會分離，因此，不必擔心會貧血」。我仍半信半疑。然而，十月二十二日的健康診斷結果，數值達到了十二・三g／dℓ，變成了正常值。之後又讀了桑野教授的詳細實驗結果，才終於能夠相信。

今後可以安心地喝茶、吃茶，一想到就非常高興。

去年年底，我因感冒而痛苦，沒有吃藥，只吃維他命C和熱抹茶就治好了。

又，今年元旦，吃了很多年節料理，本以為體重會增加，但竟然完全沒有改變。也許是茶中的兒茶酸使胃腸的蠕動良好，幫助脂肪的分解亦說不定。

茶食和昂貴的健康食品相比，可便宜而簡單地吃，此即為其魅力。今後，要認真地吃綠茶、喝綠茶，如此即可高喊健康萬歲。

因為開始吃綠茶尚不很久，還未有驚人的效果，但我想，確實是向著良好的方向前進。

能夠親身體會綠茶的效果，也使讀書會變得非常有意義。自從榮西禪師把茶傳入日本，已經八百年了。在培養傳統和文化當中，茶的真實，祈望能更獲得闡明。

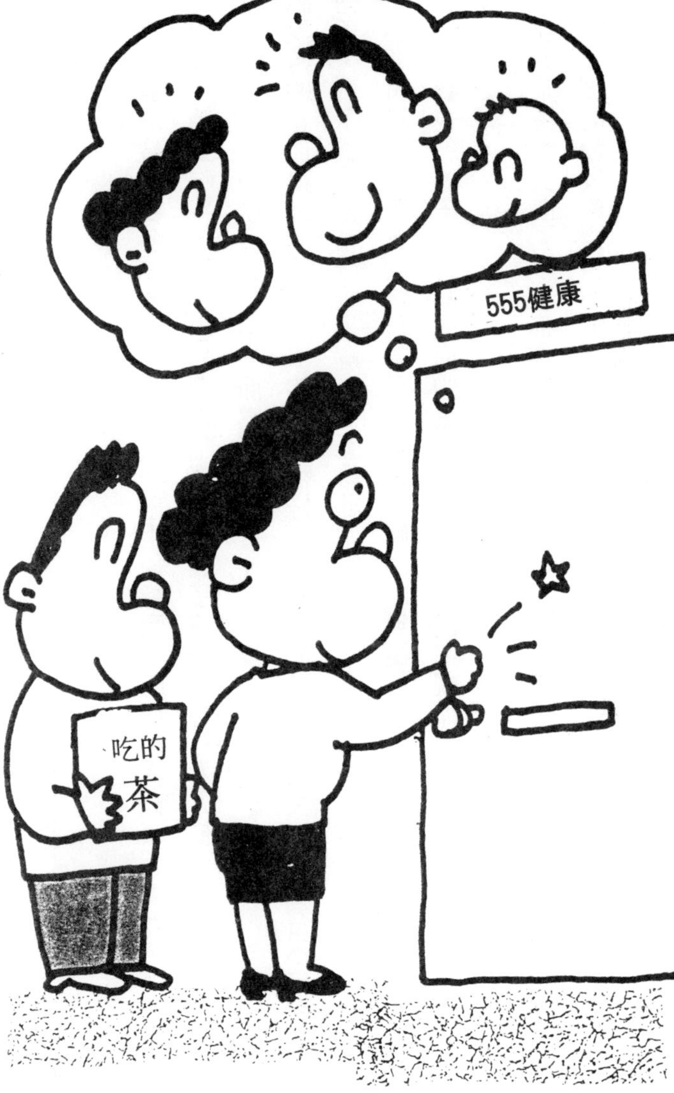
555健康
吃的茶

評論

赤津小姐，是比我多一歲的主婦。因她出生於靜岡，因而很喜歡茶。然而，即使是住在茶產地的人，聽到吃茶，似乎也頗令她吃驚。我為了讓所有的日本人皆不吃驚，故希望將吃茶繼續地融入日本的飲食文化中，而寫了這本書。

聽說她的貧血得到解除，我真的覺得很好。茶食對於貧血的恢復，不會有不良影響，此實驗結果，看了我的書就能夠了解，我覺得非常的高興。身體狀況好起來，排尿也改善，於此都不必要再細說。茶食的綜合效果是非常美好的。無論如何都請長久使用下去。

於此，我也敍述一下有關貧血的事。這也是與關西電視節目有關，在電視節目中有電話的質問。

「我吃茶後變貧血了，吃茶真的沒問題嗎？」問了此問題，我就把三次進行的貧血恢復實驗，以及別的教授的資料亦無疑問等，加以說明後，再附上一句話。

「因為並沒有詳細地看到你的飲食生活，但若產生了問題，大概就是因為鐵分攝取得少

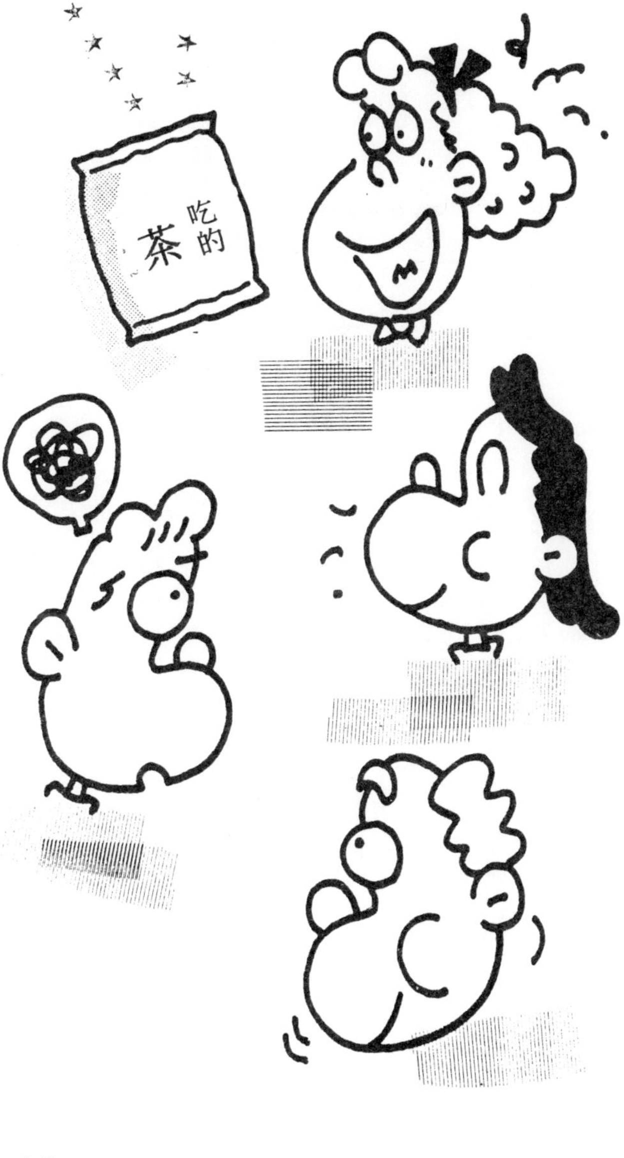
吃的
茶

的緣故吧？這是進行茶食以前即有的問題，平時即要充分攝取含鐵的礦物質和維他命，此為基本。茶食只不過是幫忙製造健康而已。」

我並附上下面這一段話。

「正如所謂的十人十樣，茶食的效能並非適用於所有的人。不適合的人、吃了覺得不好吃的人、吃了不愉快的人，就不要吃比較好。」

各位讀者，請先和自己的身體狀況商量看看，要覺得好吃才去吃茶。勉強是禁忌。

雖過了七十歲，每天仍很有精神

北川雅江（滋賀縣・原務農・七十二歲）

自從聽了「NHK廣播中心的今天大家也要精神抖擻」的播放之後，開始吃茶。以前，我就很喜歡茶，不論是泡茶的方法、喝的方法等，皆買書來享樂。

因我是怪人，只要是澀澀的茶加上上等的饅頭或日本餅乾，我甚

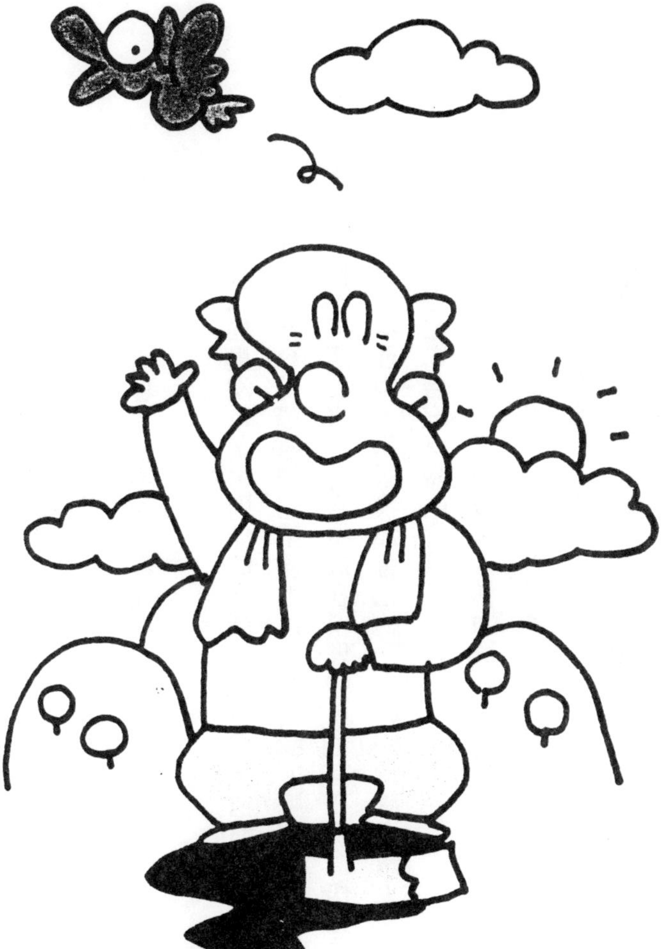

至不吃飯都可以。可以喝上好幾杯茶。

雖然我聽說茶對健康很好，但我不知它可以吃。因而立刻作了菜來吃看看。我因是個食客而很會吃。一年到頭幾乎什麼蔬菜都有，全都是自己家中所種。我不像年輕人喜歡油膩的東西，而大量地使用蔬菜。

我每天如果沒有茶，則無法生活，知道這種情形的人，甚至連外甥或姪子，都會從遙遠的銘茶產地送茶來給我。吃的茶，則是從販賣上等茶粉的茶店買來，有直接放在料理中，也有在茶快作完時才放入。除了放入料理中，每餐我都會把約一小匙的量放在飯上。此為確實而方便的方法，若沒有時則會感到沒胃口。

吃茶已經大約一年。每天皆精神很好，從早到晚到處走動。我是已過七十歲的鄉下老人，從十五歲到現在，除了和土地比力氣，和土地講話之外，什麼都不知道。

只是我很喜歡作菜。也買書依季節性，醃漬了好幾種菜，並和朋友們一起試吃，或獨自享受。至此，有一問題想詢問一下。

可否將春天的嫩芽摘下，放入料理中？我從未作過，不知有何困難？或許會因使用方法而有毒，故不敢請別人試吃，請多加指導。

評論

北川女士是和我雙親相同年代的人。我雙親每天都吃茶，而精神抖擻。他們自稱是田舍老人，期望一輩子都以「一生青春」的心情來享受晚年生活。我想茶因而會和北川女士成為強而有力的朋友。

順便一提地，我也從父親那兒學習了吃茶的方法。我的女兒說：「爺爺把烤麵包沾上奶油，再灑上茶來吃。」

我就「喔？」如此想，並立刻試試看，竟意外地非常合適。如果避開燒焦般的加熱，則吃法是無禁忌的。只有自己一個人感到好吃的菜單，不也是很愉快嗎？

因為有了疑問，就讓我於此回答一下。能直接食用尚未製成的茶葉，是令人羨慕的。你可以用它沾麵包粉來炸，或是沾著吃。

若茶葉和生蔬菜一般地流通，新的使用方法也許就會出現吧。但是，這是難以辦到的，能直接吃的嫩芽，尤其是上等茶的嫩芽，經三小時即會開始發酵，品質開始改變。因此，要讓它流通是很困難的。若煮了再冷凍，也許此食品就可流通。但是否是具魅力的商品？這點就很難說。這是因為食用方法、利用方式會受限制之故。

製茶，我想的確是很美妙的加工技術。使茶葉所具有的有效成分不致變質，同時將之乾燥濃縮，使它能持久並易於貯藏，如此的茶（綠茶）是最佳的食品，也是健康管理的助手。

於此，介紹了八個人的經驗談，而因出現茶食效果而加以描述的人，尚有很多。『健壯』『你的健康』『年輕』如此的健康雜誌，也安排有茶食的特集，我也數度執筆，而在那些雜誌中，也有人寫了經驗談。

今後，將以本書作為動機，使更多的人能實行茶食，如果有修訂版出現，我想能夠介紹新的經驗談。故無論如何，請告訴我茶食的效果。當然，不好的結果亦可以。各位寶貴的經驗，今後將會好好地研究，而一般的人我相信也會和自己的體質相比，更客觀地考慮吃茶。

第五章

使用茶的創意料理

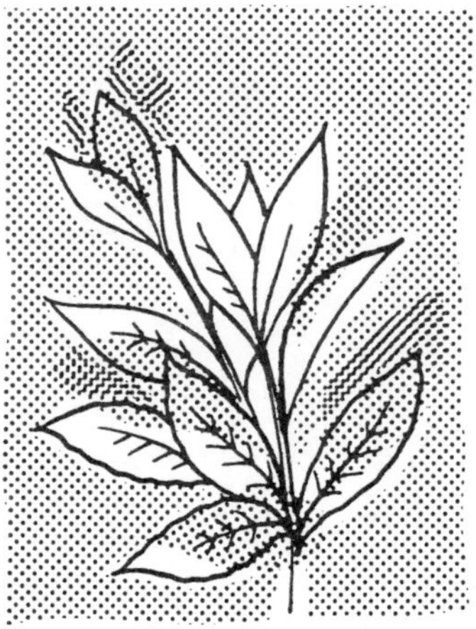

要開始製作綠茶料理之前

根據到第四章為止的說明，我想各位對茶的效能及營養成分等皆已充分了解。在每天的餐桌上，只要一道菜即可，因此請嘗試實際地製作使用茶的料理。若加以研究的話，日、西、中式之任何料理，茶皆適用。

在介紹具體的料理之前，讓我首先把基本性的要點，加以述說一下。

①選擇上等煎茶，或值得信賴的「吃的茶」

把茶使用於綠茶料理時，以一百公克約一千元至一千五百日圓左右的煎茶為基本。價格便宜的，則莖多而葉硬，我想是不好使用的。

又，高級品雖然喝了比較能利用其價值，但每天使用，在經濟上也比較浪費、奢侈。如果能購買到可信賴的「吃的茶」，利用它是最方便的。又如學校午餐等的大量調理、在有限的預算當中使用綠茶時，高級品是無法使用的。粉茶便宜而柔軟，利用它亦不錯，但必須是有信用的製品，否則就要多注意衛生層面的問題。掛川的山英製造廠，也在販賣業務用的食用茶，利用它，我想是不錯的。

②若是煎茶，要把它研磨成一～二毫米左右的粗粒

煎茶若沒有研磨的話，正如我最初作茶食的炒飯一樣，會有一種粗糙的口感，且大多是不好吃的情形。

又，若是湯類，因為葉子會泡開，看起來也不好看。可把它研磨，用果汁機是最一般性的方法，但是，岐阜縣的セレック製造公司，則把榨汁機加以改良成「吃茶王」此方便的商品販賣，用之則可簡單地研磨茶葉。

最近，發表使用茶作料理的料理研究家，亦有用上級煎茶的人。如果吃起來好吃的話，則無所謂，請各位試試各式各樣的嘗試。

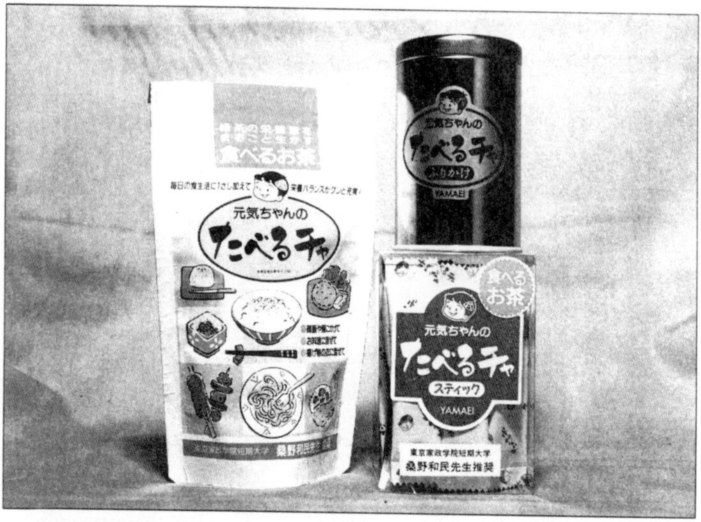

「吃的茶」山英股份有限公司（掛川市日坂121．電話：0537-27-1024）

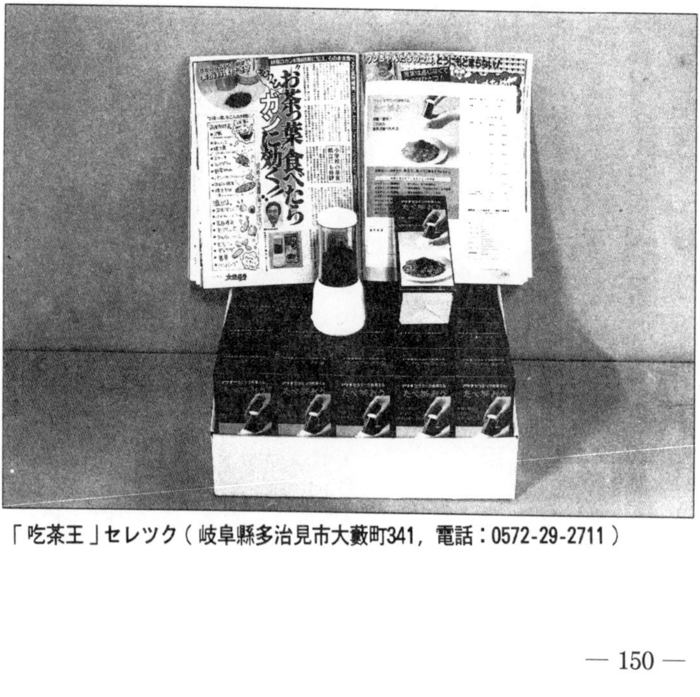

「吃茶王」セレック（岐阜縣多治見市大藪町341，電話：0572-29-2711）

③在菜快作好之前把茶放進去

為了防止色、味的改變，在混合攪拌時，最好最後再放進去。這是基本。

但是，正如「與其學習，不如習慣」的比喻一樣，有時放久了，色、味亦不會改變。

大阪有名的調理師學校所試作的棒壽司（壓壽司），作好經過了十小時，仍保持著很美味的狀態。

④利用它來作湯汁類，要十分小心

利用於湯汁類時，因葉子會打開，有時看其模樣會覺得很不好。尤其沒有事先研磨時，會以為是「茶壺中的葉子跑進來了？」若被這樣想則是不太好的。又若將之磨細，有時會沈在湯底，故不使用較好。

但是，像粥及勾芡黏稠類的東西，則不會沈下去，且綠色看起來也很好看。

⑤要注意加熱

若用高溫調理的話，色和香都會變成像焙茶般，並會干擾到別的素材，應避免烤焦般的加熱比較好。成分會分解是很令人介意之事。

但若是天婦羅，油的溫度雖是在一百八十度左右的高溫，但只要外皮不燒焦，茶的成分就十分安定，故可以放心。

簡單的綠茶料理

那麽，就介紹幾個能每天在餐桌上享用的茶料理。本書不是食譜，所以就避免複雜的，而選擇比較簡單的。若想在招待客人時使用，想學作真正料理的方法，就請看看大展出版社的「茶料理治百病」。

以後，只要出現「吃的茶」時，即指研磨過的煎茶，或是值得信賴的，已磨細的食用茶。輕輕地以一匙約二公克，適宜地加以使用。

我們現在依日式、西式、中式來進行看看。只不過，在日本的餐桌上，是把世界上所有的料理皆混入，創造了獨特的飲食文化，因此，綠茶料理也不要想得太複雜，就把它溶入自己家中吧！

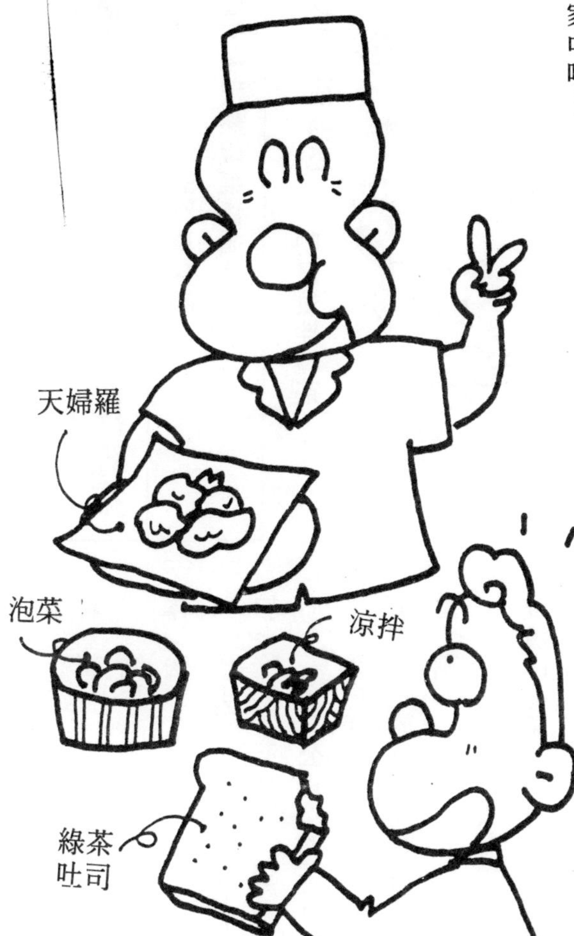

綠茶涼拌納豆・吻仔魚拌綠茶

早餐再好不過的簡單食譜。任何一種熱飯菜皆適合。

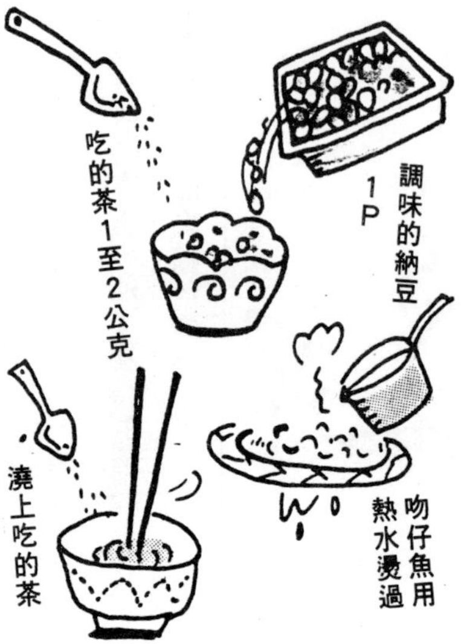
調味的納豆1P
吃的茶1至2公克
吻仔魚用熱水燙過
澆上吃的茶

綠茶涼拌納豆　吻仔魚拌綠茶

材料

納豆、吻仔魚、吃的茶

作法

①充分混合好的納豆用調味料調味，再加上吃的茶混合。一包三十至四十公克的，加上一至二公克吃的茶較好。

②吻仔魚燙過熱水，瀝乾水分，放入適量的「吃的茶」混合著吃。

重點

因為工作之故而到靜岡時，一定會買回浸漬山葵菜，鍋煮蝦和鍋煮沙丁魚。

蝦子的粉紅色，以及「吃的茶」之綠色，是最佳的組合。把浸漬山葵菜加上「吃的茶」混合，綠色會變濃，這是很好的，把鍋煮沙丁魚和烏魚也以相同要領來吃。

山芋

白色嫩嫩的芋頭，拌上綠色會很好看，
尤其會有香而爽朗的味道。

材料　鮪魚肉、山芋、海苔、芥末、醬油、吃的茶

作法
①紫菜片先烤過用剪刀剪成細絲。
②山芋剝皮，用磨板磨成泥。
③把鮪魚肉上的水分擦乾，切成塊，裝在容器中。再加上山芋泥、海苔、山萮菜、吃的茶，即完成。

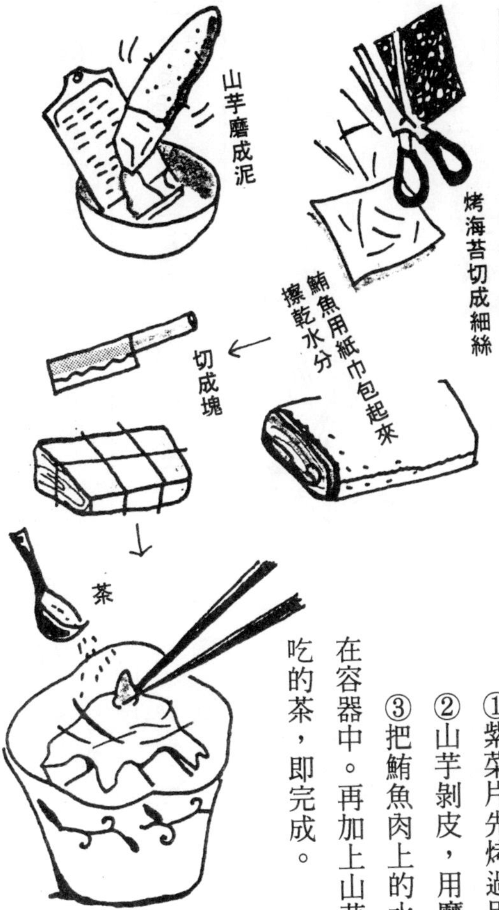

醋漬沙丁魚

希望能吃出沙丁魚之美味的一道菜。

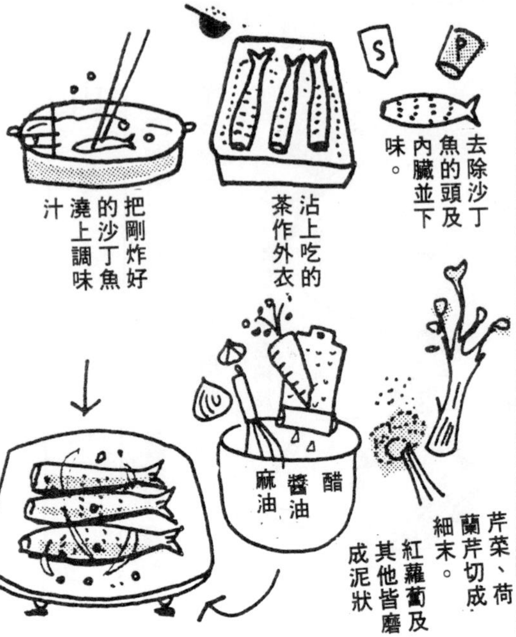
S
P
去除沙丁魚的頭及內臟並下味。
沾上吃的茶作外衣
把剛炸好的沙丁魚澆上調味汁
芹菜、荷蘭芹切成細末。
紅蘿蔔及其他皆磨成泥狀
醋
醬油
麻油

材料

沙丁魚、紅蘿蔔、芹菜、洋蔥、大蒜、荷蘭芹、吃的茶、鹽、胡椒、醋、醬油、麻油、砂糖、麵粉、太白粉、炸油

作法

①把沙丁魚的頭和內臟去除，以鹽、胡椒下味。

②芹菜、荷蘭芹切成細末。

③紅蘿蔔、洋蔥、大蒜，皆將之磨成泥。

④醋、醬油、麻油皆相混合，加入②③作成調味料。

⑤將麵粉、太白粉和「吃的茶」混合好，沾①用油炸。

⑥剛炸好的⑤、加上④的調味料。

重點

使用其他的小魚類也可以。亦有把調味汁放茶進入的方法。

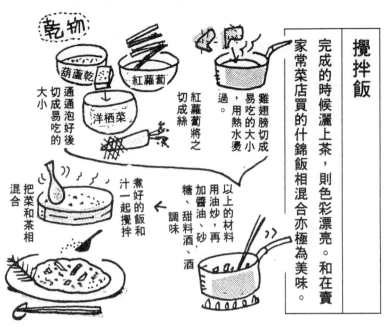

攪拌飯

完成的時候灑上茶，則色彩漂亮。和在賣家常菜店買的什錦飯相混合亦極為美味。

紅蘿蔔將之切成絲

煮好的飯和汁一起攪拌
把菜和茶相混合

材料

米、雞翅膀、紅蘿蔔，葫蘆乾、洋栖菜、豆腐、菜豆、油、吃的茶、水、醬油、砂糖、甜料酒、酒

作法

①把米炊好。

②雞翅膀切成易吃的大小，用熱水燙過。

③葫蘆乾用鹽揉洗二至三分鐘，豆腐用熱水燙後切細。紅蘿蔔切成絲。洋栖菜將之泡了切短。

④用油炒②和③的材料，再加上醬油、砂糖、甜料酒、酒調味，最後加上水來煮。

⑤①的飯放到飯台上，然後淋上汁攪拌，並把④的材料散在上面，把煮熱的菜豆切成小塊，再混合吃的茶。

放茶炒蛋

茶的綠色和紅蘿蔔的橙色，會使黃色的炒蛋更醒目。

材料

蛋、紅蘿蔔、沙丁魚乾、鹽、甜料酒、酒、油、吃的茶

作法

①紅蘿蔔切成絲來煮。沙丁魚乾用熱水燙過。

②把蛋打開，用鹽、甜料酒、酒來調味，再加上①的材料來混合。

③平底鍋放油加熱，再放②的材料來炒蛋。待稍焦即可，把吃的茶灑上，炒成熱騰騰的一盤。

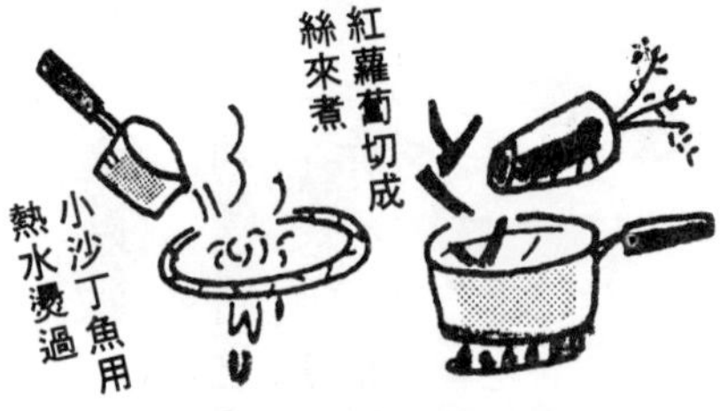
紅蘿蔔切成絲來煮
小沙丁魚用熱水燙過

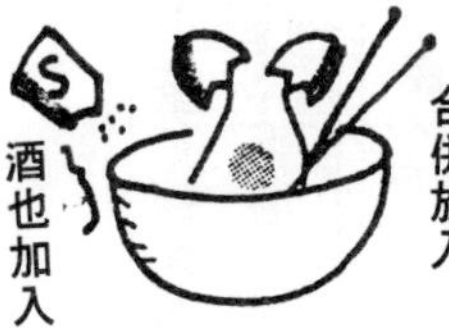
•打開的蛋加以調味，把上面的材料合併放入
酒也加入
S

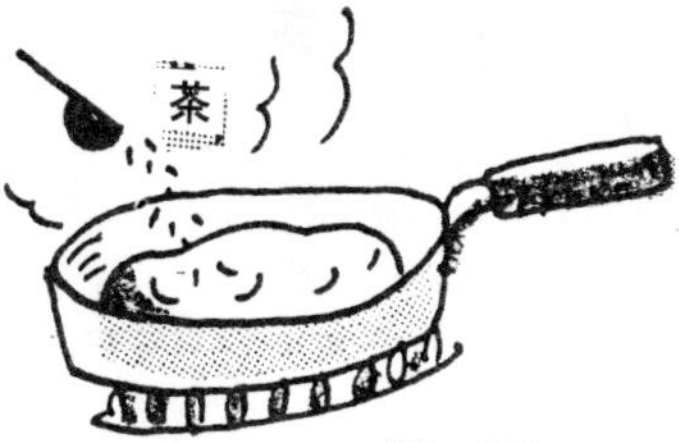
•稍微焦時，放入吃的茶
茶

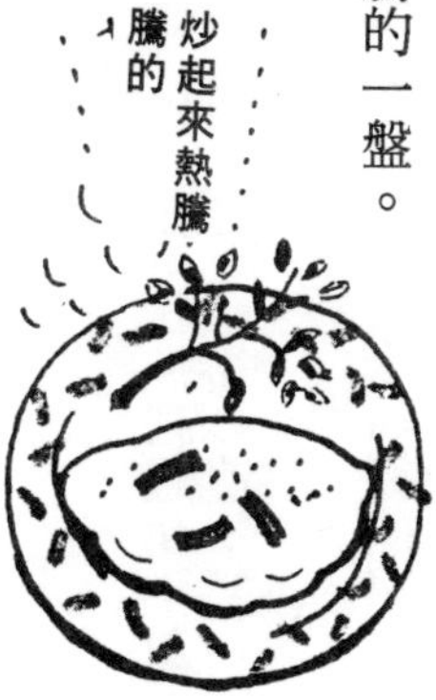
炒起來熱騰騰的

雜燴粥

利用煮魚之後，美味充分流出的殘汁在黃色中加上綠色，作成溫熱的「雜燴粥」。

材料　飯、蛋、吃的茶

作法　在飯溫熱時，把打開的蛋一個、吃的茶一公克（半茶匙）放入混合後，加在鍋中。

重點　以相同要領亦可做「義大利雜燴」及「什錦菜類」。

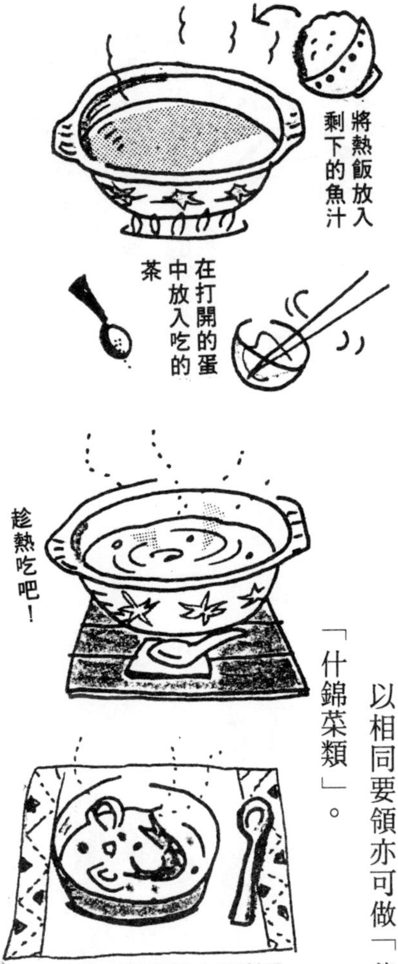
將熱飯放入剩下的魚汁
在打開的蛋中放入吃的茶
趁熱吃吧！
西式義大利雜燴亦可利用

魚的沙拉醬燒

放入許多蔬菜，有沙拉醬的味道，是最適合小孩子的一道菜。

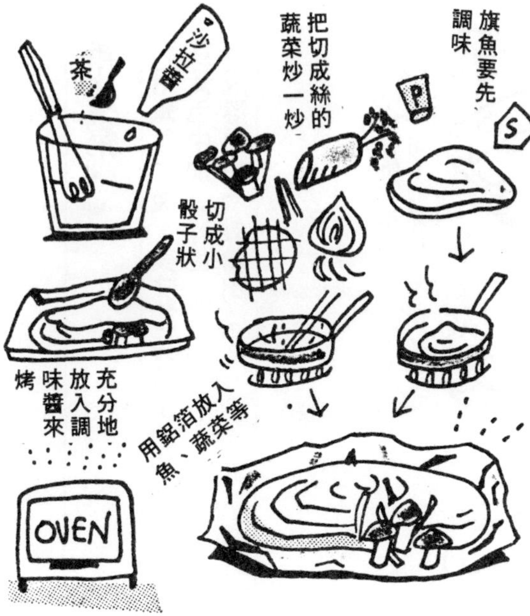
旗魚要先調味
把切成絲的蔬菜炒一炒
沙拉醬
茶
切成小骰子狀
充分地放入調味醬來烤
用鋁箔放入魚、蔬菜等
OVEN

材料

旗魚、紅蘿蔔、馬鈴薯、洋蔥、玉蕈、吃的茶、鹽、胡椒、沙拉油、沙拉醬

作法

①在魚肉上抹鹽和胡椒。
②蔬菜切成絲。
③馬鈴薯切成小骰子狀並且煮開。
④用平底鍋煎魚，然後輕炒蔬菜。
⑤把魚、蔬菜輕輕地盛在鋁箔上。
⑥在沙拉醬上加入吃的茶來製作濃湯。
⑦在⑤澆上⑥，再用烤箱烤成燒焦色。

重點

要注意烤箱的溫度調節。

豬肝芝麻茶炸

能享受芝麻的芳香和茶的清香。

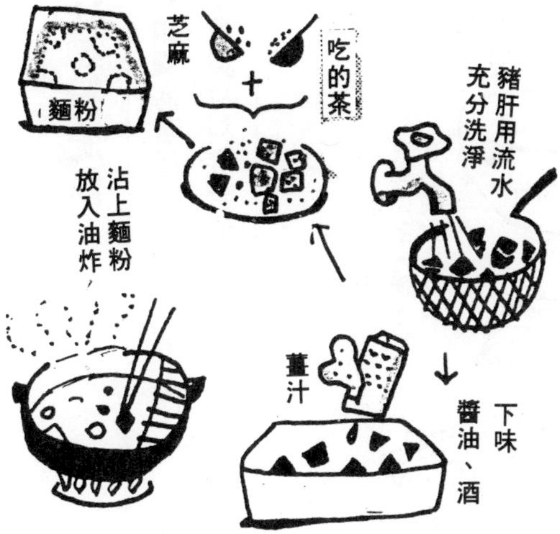

材料

豬肝、醬油、酒、薑汁、白芝麻、麵粉、吃的茶、炸油

作法

①把豬肝用水充分洗淨，瀝乾水分。

②把①浸在醬油、酒、薑汁中下味。

③把漬汁輕輕擦去，灑上芝麻和茶混合，再將它沾上麵粉。

④把③放入油炸。

重點

若不用豬肝，而用魚、雞肉亦適合。如此則討厭豬肝的人也會愛吃吧！

炸麵粉脆餅

可如灑海苔般地使用，
也可與材料混合使用。

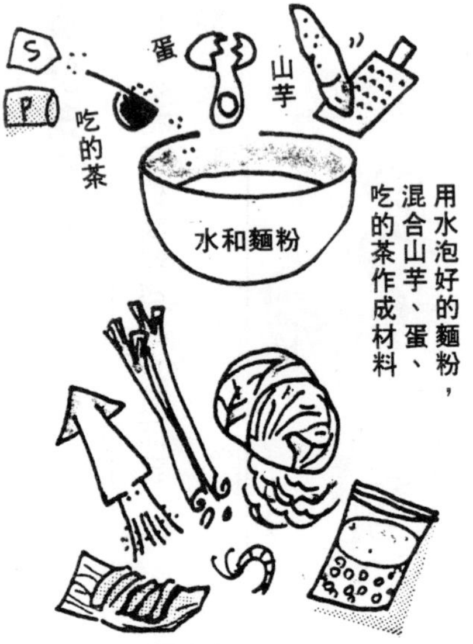

材料

麵粉、蛋、作成泥狀的山芋、吃的茶、水、其他的材料（高麗菜、蔥、花枝、豬肉等）

作法

①麵粉用水泡過，再把蛋、泥狀的山芋、吃的茶及其他的材料混入，把它煎好。

重點

以相同要領，作為「炸丸」的餡亦可。

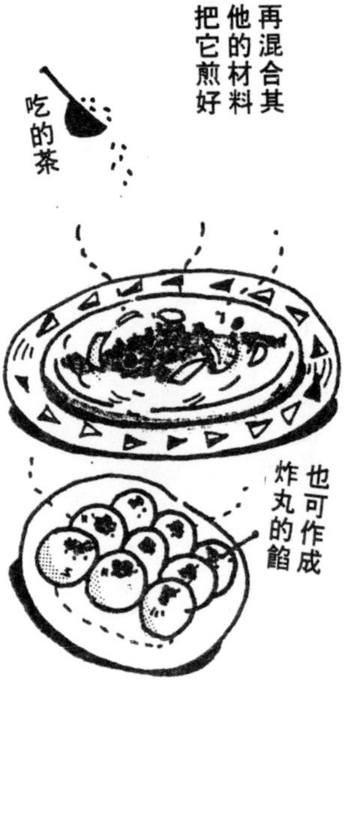

再混合其他的材料把它煎好
吃的茶
也可作成炸丸的餡

特製調味菜

只是將市售的調味菜混合茶而已。
簡單而美味。

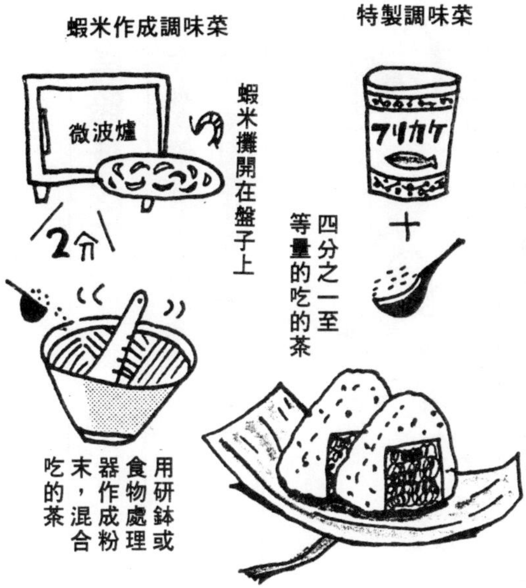
特製調味菜
フリカケ
四分之一至等量的吃的茶
蝦米作成調味菜
微波爐
蝦米攤開在盤子上
2分
用研缽或食物處理器作成粉末，混合吃的茶

材料

市售的調味菜、吃的茶

作法

①用市售的調味菜，混合「吃的茶」。吃的茶的量，是以調味菜的四分之一到同量的程度，依嗜好混合即可。

重點

用灑的，或混合在飯中作飯糰，或灑在義大利麵上亦可。若比較考究的人，更可以來個「蝦米灑茶」？

把蝦米攤開在盤子上，再放在微波爐中約二分鐘，再用食物調理器作成粉末（沒有時就用研缽），混合吃的茶。

馬鈴薯沙拉

令人有健康感覺的摻茶沙拉。
綠色特別地映現，看起來也很漂亮。

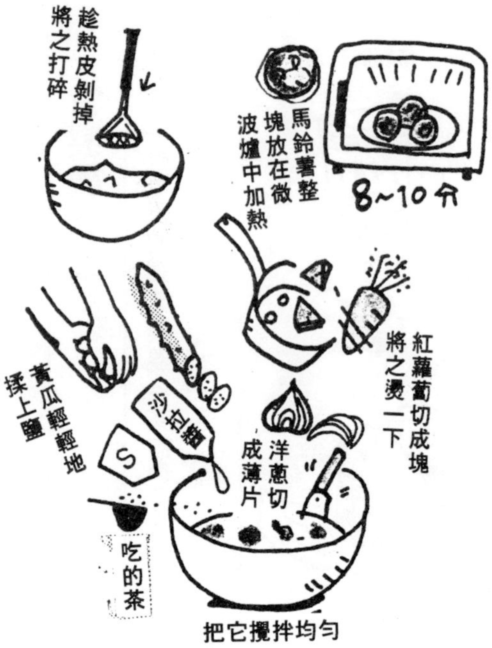
趁熱皮剝掉將之打碎
馬鈴薯整塊放在微波爐中加熱
8~10分
紅蘿蔔切成塊將之燙一下
黃瓜輕輕地揉上鹽
洋蔥切成薄片
沙拉醬
S
吃的茶
把它攪拌均勻

材料

馬鈴薯、洋蔥、紅蘿蔔、黃瓜、沙拉醬、鹽、吃的茶

作法

①馬鈴薯洗淨，連皮一併用保鮮膜包妥，再放微波爐中，中途翻一次，加熱八至十分鐘，趁熱時把皮剝掉。

②洋蔥切成薄片。

③紅蘿蔔切成塊，稍加鹽再用水煮。

④黃瓜切成小塊，灑少許鹽來揉，把水分絞出。

⑤馬鈴薯冷卻之後，把②③④的材料和沙拉醬、鹽、吃的茶加上來拌和。

重點

將它拌和在通心粉沙拉、鮪魚罐頭沙拉中亦可。

漢　堡

最受小孩子歡迎的料理即在此。
隱埋味道加了茶，他們亦不會發覺。

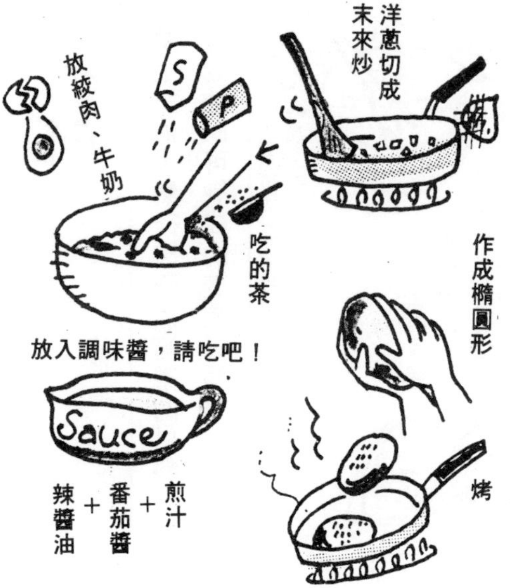
洋蔥切成末來炒
放絞肉、牛奶
吃的茶
作成橢圓形
放入調味醬，請吃吧！
Sauce
煎汁＋番茄醬＋辣醬油
烤

材料

絞肉、洋蔥、蛋、麵包粉、牛奶、吃的茶、鹽、胡椒、番茄醬、辣醬油、水

作法

①洋蔥切成末，炒後放著等冷。

②將絞肉、①的洋蔥、牛奶和沾溼的麵包粉、蛋加以混合，並加上鹽、胡椒、吃的茶，一直攪拌到有黏性為止。

③用手掌把②作成厚約一公分左右的橢圓形。

④用平底鍋把油加熱，把③的漢堡材料烤好，盛在盤子上。

⑤在平底鍋的煎汁上加番茄醬、辣醬油、水，加上調味料，再放在漢堡上。

三明治

塗上奶油，然後夾著放有茶的材料。輕鬆地即可完成的美味三明治。

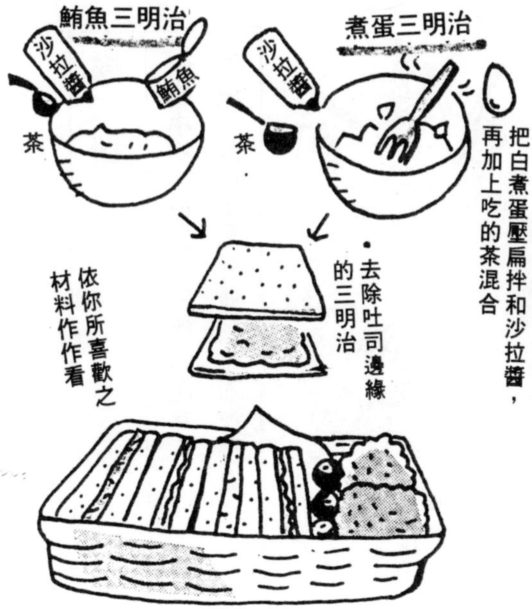
鮪魚三明治
沙拉醬
鮪魚
茶
煮蛋三明治
沙拉醬
茶
把白煮蛋壓扁拌和沙拉醬，再加上吃的茶混合
•去除吐司邊緣的三明治
依你所喜歡之材料作作看

材料 吐司、白煮蛋、鮪魚、沙拉醬、吃的茶

作法 ①把吐司的邊去除，切成二塊，並塗上奶油。

②把白煮蛋壓扁拌和沙拉醬，再加上吃的茶作成材料。

③同時，把鮪魚罐頭打開，用沙拉醬拌和，混合茶作材料。

④把②和③的材料放入①中即完成。

重點 其它的材料可依你的喜好來配。作運動會和爬山時的便當最適合。

可消除疲勞，並幫助午後的活動。飲料當然是採用冰冷的煎茶。

義大利麵

和切成末的荷蘭芹相同的感覺。
但是，茶尚有意外性……

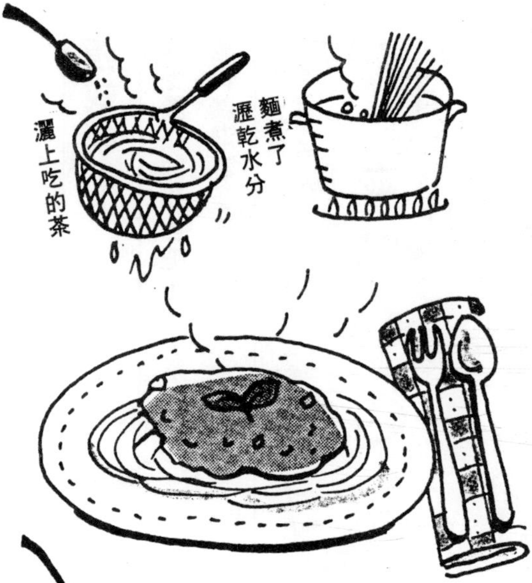
麵煮了
瀝乾水分
灑上吃的茶

材　料

義大利麵、吃的茶、肉醬等

作　法

①煮開的麵瀝乾水分，灑上要吃的茶，淋上肉醬。

重　點

辣魚子義大利麵的顏色很漂亮，會引起食欲。對於香菇義大利麵和素食湯麵，也請利用一下。而且，和切細的荷蘭芹相比，也許會發現不同的新口味吧！

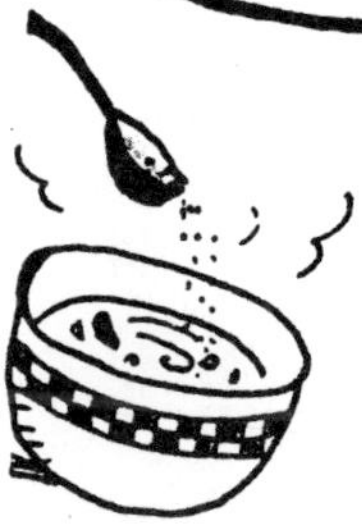
對於義大利
湯麵也適合

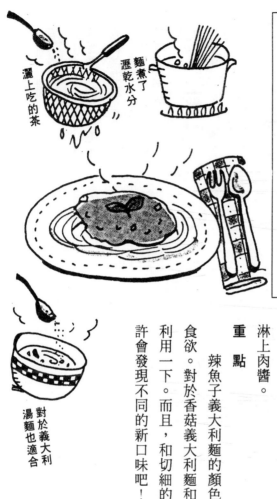

西式粥

享受漂亮的綠色吧！

雞骨濃湯為正式派。

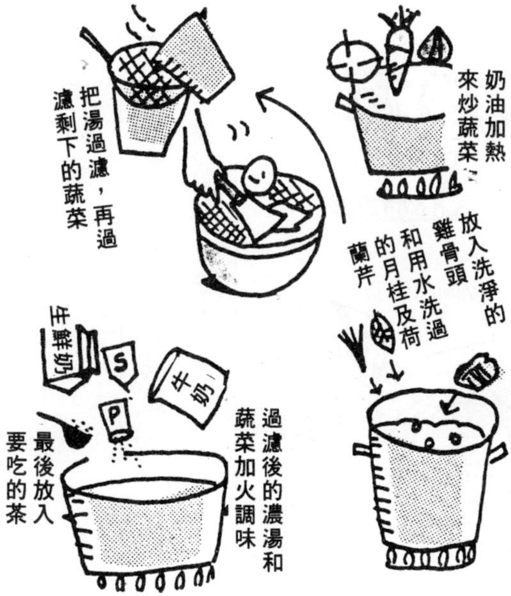
奶油加熱來炒蔬菜
放入洗淨的雞骨頭和用水洗過的月桂及荷蘭芹
把湯過濾，再過濾剩下的蔬菜
過濾後的濃湯和蔬菜加火調味
最後放入要吃的茶
牛奶
生鮮奶
S
P

材料

雞骨、奶油、洋蔥、紅蘿蔔、馬鈴薯、月桂、荷蘭芹的莖、牛奶、鹽、胡椒、生鮮奶、吃的茶

作法

①雞骨洗淨瀝乾水分。

②鍋裡放奶油加熱，再放洋蔥、紅蘿蔔、馬鈴薯，用大火來炒。

③加上雞骨，並加水蓋足材料，再放入月桂、荷蘭芹的莖，再把灰汁撈掉。

④馬鈴薯軟化時，就取出雞骨，把煮汁過濾。

⑤蔬菜加以過濾作成醬。

⑥在鍋裡放入④的煮汁和⑤的醬、牛奶加熱，再用鹽、胡椒，再加上生鮮奶，就立刻停火，然後，加上吃的茶。

油炸

炸蚵、炸干貝、炸鶉蛋。漂亮又美味。

材料

要炸魚貝類時，於沾麵包粉之前，在蛋液或溶水的麵粉中加茶即可。

在自己家中想炸油炸物，卻感覺不方便的人，可用沙拉油加上切成末的洋蔥、吃的茶，混合來製作調味醬，然後加入市售的炸蝦來吃。

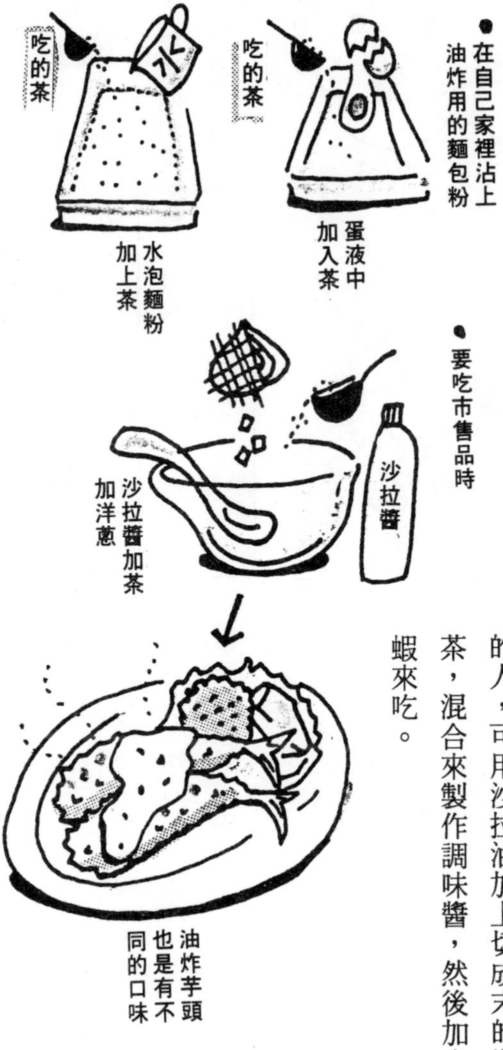

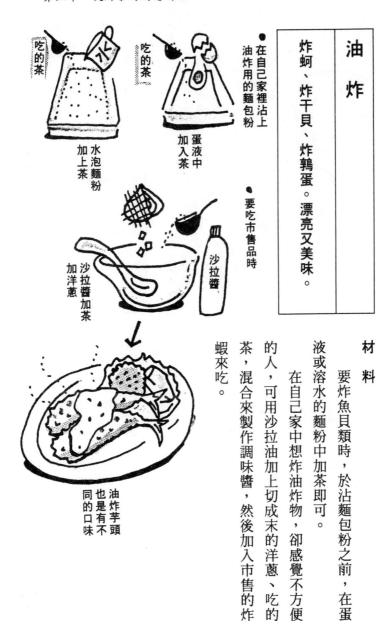

肉丸湯

雞絞肉和茶的綠色很適合。蔬菜亦可充分攝取。

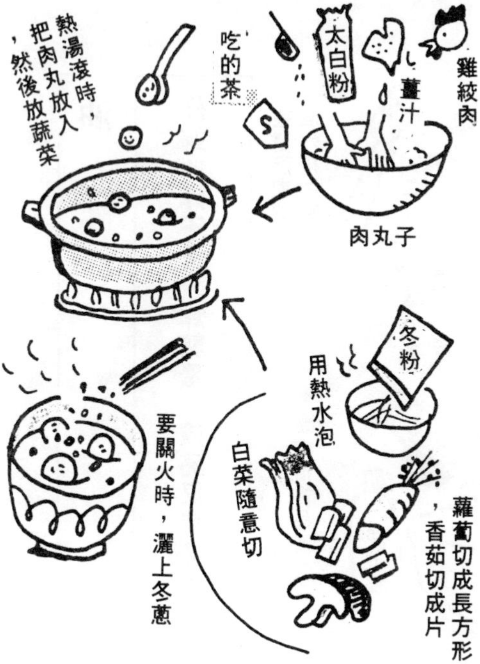
雞絞肉
薑汁
太白粉
吃的茶
熱湯滾時，把肉丸放入，然後放蔬菜
肉丸子
冬粉
用熱水泡
蘿蔔切成長方形，香茹切成片
白菜隨意切
要關火時，灑上冬蔥

材料

雞絞肉、紅蘿蔔、冬粉、白菜、生香菇、冬蔥、吃的茶、薑汁、太白粉、鹽、肉湯、水、醬油、鹽、胡椒

作法

①將雞絞肉、薑汁、太白粉、加鹽混合，充分有黏性後，再加上吃的茶混合。

②冬粉用熱水燙過，再用菜刀切。

③紅蘿蔔切成長方形，白菜隨意切，生香菇切成細長形，冬蔥切成小口。

④鍋中放湯加上紅蘿蔔，一直煮到柔軟為止。沸騰時，把①作成糰子放入煮。

⑤加入冬蔥以外的蔬菜和冬粉，並用鹽、醬油、胡椒調味，關火時灑上冬蔥。

炒飯

材料充分炒過後，加茶以提高口味。

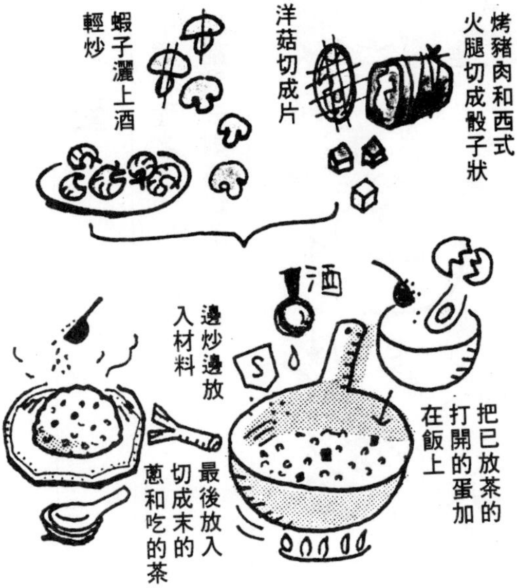

烤豬肉和西式火腿切成骰子狀
洋菇切成片
蝦子灑上酒輕炒
酒
S
把已放茶的打開的蛋加在飯上
邊炒邊放入材料
最後放入切成末的蔥和吃的茶

材料

飯、烤豬肉、火腿、洋菇、蔥、蝦、鹽、油、蛋、酒、胡椒、吃的茶

作法

①烤豬肉、西式火腿皆切成骰子狀，洋菇切成片。蔥粗切成末。

②蝦灑上少許的鹽、酒，再快炒。

③鍋中放油加熱，再把已打開的加茶的蛋，放在飯中，並灑上酒。

④邊炒飯邊放入材料，最後加上蔥，待放出芳香後，用鹽、胡椒調味，最後放入茶就完成。

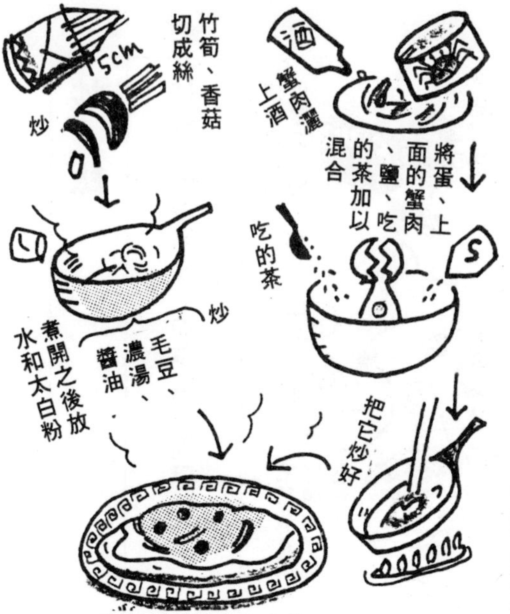
竹筍、香菇切成絲
5cm
炒
酒
蟹肉灑上酒
將蛋、上面的蟹肉、鹽、吃的茶加以混合
S
吃的茶
炒
毛豆、濃湯、醬油
煮開之後放水和太白粉
把它炒好
在炒好的蛋上加入餡

炒蛋

中國料理之王「炒蛋」，放茶進去則氣氛不同。

材料

螃蟹（罐頭）、蛋、煮熟的竹筍、香菇、毛豆、濃湯、淡醬油、砂糖、味精、油、酒、太白粉、鹽

作法

①把螃蟹肉攤開灑上酒。

②把竹筍切成長約五公分的細絲，香菇也泡水切成細絲。

③碗裡打蛋，加上蟹肉、鹽，並加上吃的茶，輕輕地混合。

④將③的蛋放在中式鍋中炒後，盛在盤子中。

⑤中式鍋倒油加熱，②的材料炒了之後，放毛豆進去，加上濃湯、淡醬油、砂糖、味精。煮開之後，放水和太白粉勾芡，灑在炒蛋上。

鍋貼

不管是鍋貼或水餃皆適合

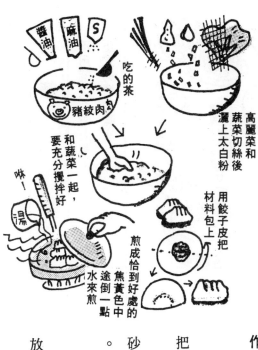

材料　餃子皮，豬絞肉、高麗菜、韭菜、生香菇、大蒜、薑、太白粉、吃的茶、醬油、麻油、鹽、砂糖、油

作法

①把高麗菜煮開切好後瀝乾水分。

②大蒜、薑、香菇切成末，韭菜切絲、把①的高麗菜切細灑上太白粉。

③碗裡放豬絞肉，用醬油、麻油、鹽、砂糖來調味，將②的蔬菜和吃的茶混合均勻。

④用餃子皮把③的材料包好。

⑤平底鍋放油加熱，把高麗菜煎好。若放水進去，並加蓋蒸煎，則可防止煎焦。

炒麵

不用紫菜而灑上茶。
正式的蠔油味。

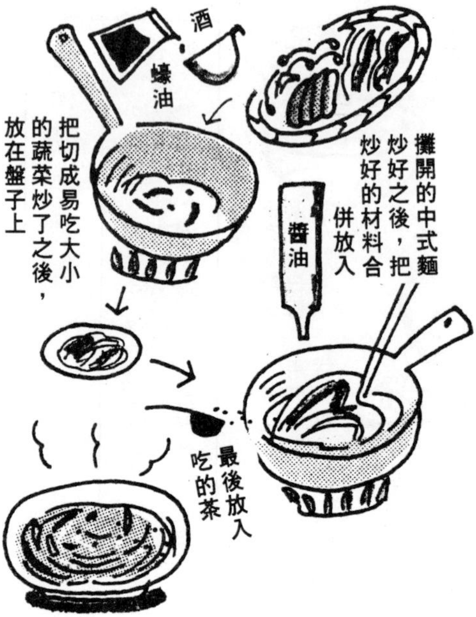
酒
蠔油
把切成易吃大小的蔬菜炒了之後，放在盤子上
攤開的中式麵炒好之後，把炒好的材料合併放入
醬油
最後放入吃的茶

材料

中式蒸麵、豬肉、豆芽菜、香菇、紅蘿蔔、高麗菜、蠔油、吃的茶、油

作法

①把豬肉和蔬菜切成易吃的大小。

②中式鍋中放油加熱，把①的豬肉、蔬菜加上鹽、醬油、酒炒後放在盤子上。

③把攤開的中式麵如燒烤般地炒，再加上蠔油和②的材料，在快炒好時，放入吃的茶合併炒好。

重點

可用大蒜的醬油漬汁來替代蠔油，也很美味。如果放入韓國泡菜，則成為韓式炒麵。

蒸蛋糕

顏色很漂亮，茶的味道亦極配合。簡單的點心，連小孩子也喜歡。

材料　市售的蛋糕混合材料、吃的茶

作法　①把蛋糕混合材料充分攪拌，並加入吃的茶百分之一至百分之二，放入模子中蒸十五分鐘。

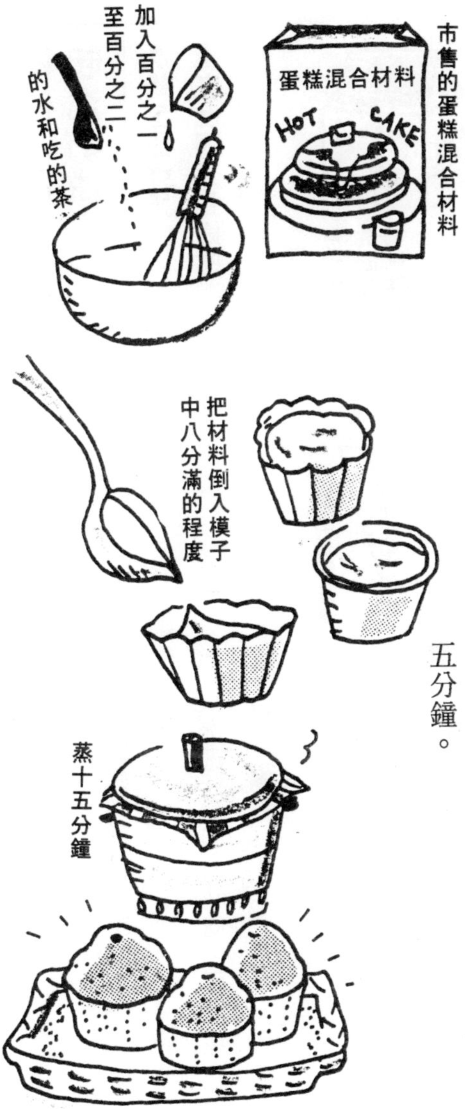
市售的蛋糕混合材料
蛋糕混合材料
HOT CAKE
加入百分之一至百分之二的水和吃的茶
把材料倒入模子中八分滿的程度
蒸十五分鐘

起泡奶油

淡綠色的鮮奶

灑在吐司上也好吃。

材料 生鮮奶、砂糖、吃的茶

作法 ①生鮮奶加上砂糖，再加吃的茶百分之三，用打蛋器打。

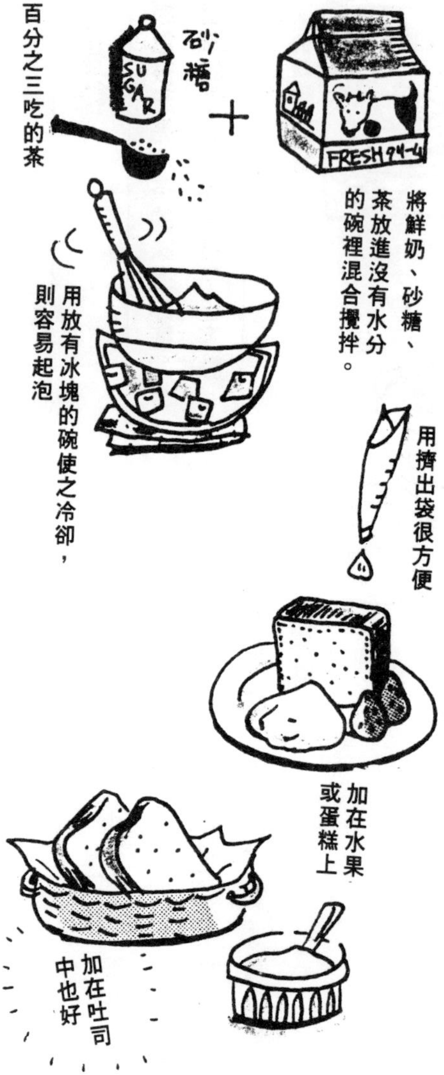
將鮮奶、砂糖、茶放進沒有水分的碗裡混合攪拌。
FRESH 94-4
砂糖
SUGAR
百分之三吃的茶
用擠出袋很方便
用放有冰塊的碗使之冷卻，則容易起泡
加在水果或蛋糕上
加在吐司中也好

南瓜蛋糕

作麵類菜單時，可當成其中一道菜。

材料　南瓜、蛋黃、砂糖、生鮮奶、吃的茶

作法　①將南瓜剝皮煮開後壓扁。

②①加上蛋黃、砂糖、生鮮奶、吃的茶混合。

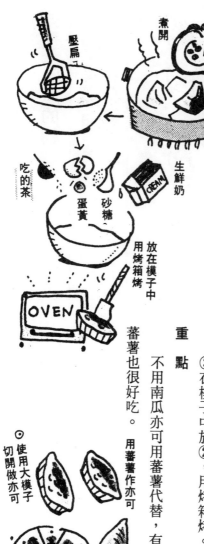

③在模子中放②，用烤箱烤。

重點　不用南瓜亦可用蕃薯代替，有茶風味的蕃薯也很好吃。

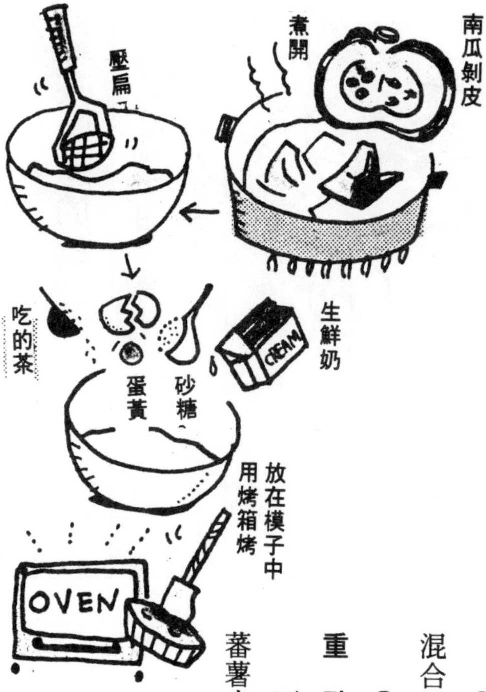

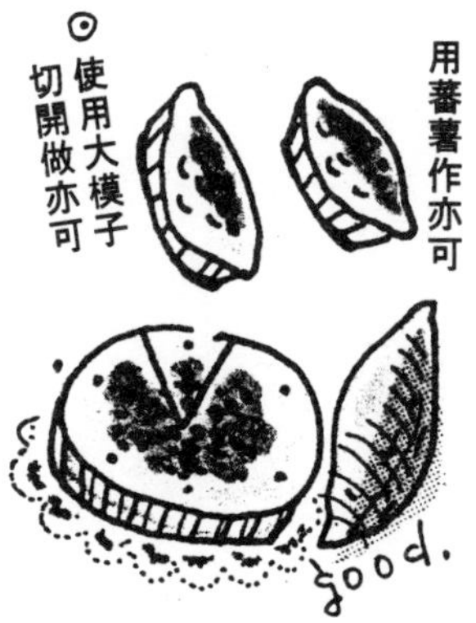

綠茶味道的餡

小豆餡和綠茶很合味。

請享受茶的風味吧！

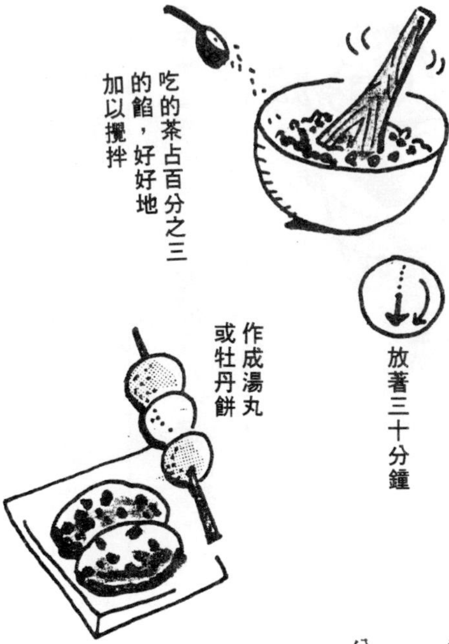
吃的茶占百分之三的餡，好好地加以攪拌
放著三十分鐘
作成湯丸或牡丹餅

材料　小豆餡、吃的茶

作法　①小豆餡加上吃的茶百分之三混合即可完成。

重點　與其混合之後立刻吃，還不如等放三十分鐘之後，味道會比較好。

作湯丸的餡、作粿的餡，或是草粿的餡，皆可以享受綠茶的風味！

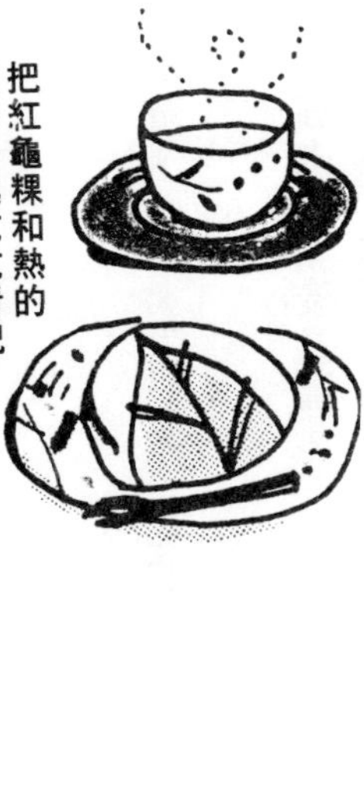

後序

　　我把綠茶以綜合化學的眼光，從各個角度加以解剖，並以其客觀的資料作為基礎，而向各位提倡茶食。我自負這是茶專門研究者所辦不到的提案。誰皆認為「茶是喝的」具有如此固定的觀念，而把綠茶所具有的超能力可惜地丟棄了。僅有我這種提案之提示的本校女職員們、茶業者們，實行了吃綠茶。當然，並非是有什麼科學性的資料。

　　最近，亦有別的教授在健康雜誌中推薦吃加巴隆茶或執筆吃茶食的書，有關茶料理的書亦已出現。這令我覺得非常有信心，但很遺憾地，有關茶食之安全性及生理效果之研究，除了我的小組之外，可說是幾乎完全沒有。今後，我期望著能有許多的研究者提出茶食的研究成果。

　　把我的提案最早作為特集刊載出來的，是一九八八年八月份的科學雜誌『擴克』。之後的三年間，差不多有五至十次左右的報導，但自從九一年的秋天開始，每月增加了五至十次，並和其並行地，發售了許多「吃的茶」。能讓日本人了解到綠茶能吃得美味，吃得愉快，且是有益健康的東西，對我而言，是極高興之事。但，廉價製品，以賺錢為目的的製品很多，頗令我擔心。我期盼自己、子女、孫子，皆能安心地每天吃到純正的製品，因而希望茶農、製茶業者、批發業者、零售店各方面，能共同將之製造出來。也希望消費者、生產者、製茶業者、販賣業者，能以信賴的軸輪相連結，並相互地勉勵！

我們研究者，就應該把此軸輪好好地進行補強的研究，而大衆媒介則把這些資料，站在中立的立場加以發表，如此才是必要的吧！讀者方面，究竟是站在茶之軸輪的何處，我並不知道，但它對於健康極為重要，這點是相同的。我希望能大大地活用「茶經」。

但是，最後我要提醒各位，綠茶既非祕藥，也非春藥，也不是完美的食品。

大展出版社有限公司 品冠文化出版社	圖書目錄

地址：台北市北投區(石牌)
致遠一路二段 12 巷 1 號
郵撥：01669551<大展>
電話：(02)28236031
28236033
傳真：(02)28272069

法律專欄連載・大展編號 58

台大法學院 法律學系／策劃
法律服務社／編著

1.	別讓您的權利睡著了⑴	200 元
2.	別讓您的權利睡著了⑵	200 元

・生活廣場・品冠編號 61・

1.	366 天誕生星	李芳黛譯	280 元
2.	366 天誕生花與誕生石	李芳黛譯	280 元
3.	科學命相	淺野八郎著	220 元
4.	已知的他界科學	陳蒼杰譯	220 元
5.	開拓未來的他界科學	陳蒼杰譯	220 元
6.	世紀末變態心理犯罪檔案	沈永嘉譯	240 元
7.	366 天開運年鑑	林廷宇編著	230 元
8.	色彩學與你	野村順一著	230 元
9.	科學手相	淺野八郎著	230 元
10.	你也能成為戀愛高手	柯富陽編著	220 元
11.	血型與十二星座	許淑瑛編著	230 元
12.	動物測驗—人性現形	淺野八郎著	200 元
13.	愛情、幸福完全自測	淺野八郎著	200 元
14.	輕鬆攻佔女性	趙奕世編著	230 元
15.	解讀命運密碼	郭宗德著	200 元
16.	由客家了解亞洲	高木桂藏著	220 元

・女醫師系列・品冠編號 62

1.	子宮內膜症	國府田清子著	200 元
2.	子宮肌瘤	黑島淳子著	200 元
3.	上班女性的壓力症候群	池下育子著	200 元
4.	漏尿、尿失禁	中田真木著	200 元
5.	高齡生產	大鷹美子著	200 元
6.	子宮癌	上坊敏子著	200 元

7. 避孕　早乙女智子著　200元
8. 不孕症　中村春根著　200元
9. 生理痛與生理不順　堀口雅子著　200元
10. 更年期　野末悅子著　200元

・傳統民俗療法・品冠編號 63

1. 神奇刀療法　潘文雄著　200元
2. 神奇拍打療法　安在峰著　200元
3. 神奇拔罐療法　安在峰著　200元
4. 神奇艾灸療法　安在峰著　200元
5. 神奇貼敷療法　安在峰著　200元
6. 神奇薰洗療法　安在峰著　200元
7. 神奇耳穴療法　安在峰著　200元
8. 神奇指針療法　安在峰著　200元
9. 神奇藥酒療法　安在峰著　200元
10. 神奇藥茶療法　安在峰著　200元
11. 神奇推拿療法　張貴荷著　200元

・彩色圖解保健・品冠編號 64

1. 瘦身　主婦之友社　300元
2. 腰痛　主婦之友社　300元
3. 肩膀痠痛　主婦之友社　300元
4. 腰、膝、腳的疼痛　主婦之友社　300元
5. 壓力、精神疲勞　主婦之友社　300元
6. 眼睛疲勞、視力減退　主婦之友社　300元

・心 想 事 成・品冠編號 65

1. 魔法愛情點心　結城莫拉著　120元
2. 可愛手工飾品　結城莫拉著　120元
3. 可愛打扮 & 髮型　結城莫拉著　120元
4. 撲克牌算命　結城莫拉著　120元

・少年偵探・品冠編號 66

1. 怪盜二十面相　江戶川亂步著　特價 189元
2. 少年偵探團　江戶川亂步著　特價 189元
3. 妖怪博士　江戶川亂步著　特價 189元
4. 大金塊　江戶川亂步著　特價 230元
5. 青銅魔人　江戶川亂步著　特價 230元
6. 地底魔術王　江戶川亂步著　特價 230元

7. 透明怪人	江戶川亂步著	特價 230 元
8. 怪人四十面相	江戶川亂步著	特價 230 元
9. 宇宙怪人	江戶川亂步著	特價 230 元
10. 恐怖的鐵塔王國	江戶川亂步著	特價 230 元
11. 灰色巨人	江戶川亂步著	特價 230 元
12. 海底魔術師	江戶川亂步著	特價 230 元
13. 黃金豹	江戶川亂步著	
14. 魔法博士	江戶川亂步著	
15. 馬戲怪人	江戶川亂步著	
16. 魔人銅鑼	江戶川亂步著	
17. 魔法人偶	江戶川亂步著	
18. 奇面城的秘密	江戶川亂步著	
19. 夜光人	江戶川亂步著	
20. 塔上的魔術師	江戶川亂步著	
21. 鐵人Q	江戶川亂步著	
22. 假面恐怖王	江戶川亂步著	
23. 電人M	江戶川亂步著	
24. 二十面相的詛咒	江戶川亂步著	
25. 飛天二十面相	江戶川亂步著	
26. 黃金怪獸	江戶川亂步著	

・武 術 特 輯・大展編號 10

1. 陳式太極拳入門	馮志強編著	180 元
2. 武式太極拳	郝少如編著	200 元
3. 練功十八法入門	蕭京凌編著	120 元
4. 教門長拳	蕭京凌編著	150 元
5. 跆拳道	蕭京凌編譯	180 元
6. 正傳合氣道	程曉鈴譯	200 元
7. 圖解雙節棍	陳銘遠著	150 元
8. 格鬥空手道	鄭旭旭編著	200 元
9. 實用跆拳道	陳國榮編著	200 元
10. 武術初學指南	李文英、解守德編著	250 元
11. 泰國拳	陳國榮著	180 元
12. 中國式摔跤	黃　斌編著	180 元
13. 太極劍入門	李德印編著	180 元
14. 太極拳運動	運動司編	250 元
15. 太極拳譜	清・王宗岳等著	280 元
16. 散手初學	冷　峰編著	200 元
17. 南拳	朱瑞琪編著	180 元
18. 吳式太極劍	王培生著	200 元
19. 太極拳健身與技擊	王培生著	250 元
20. 秘傳武當八卦掌	狄兆龍著	250 元
21. 太極拳論譚	沈　壽著	250 元

22.	陳式太極拳技擊法	馬　虹著	250 元
23.	二十四式/三十二式 太極 拳/劍	闞桂香著	180 元
24.	楊式秘傳 129 式太極長拳	張楚全著	280 元
25.	楊式太極拳架詳解	林炳堯著	280 元
26.	華佗五禽劍	劉時榮著	180 元
27.	太極拳基礎講座：基本功與簡化 24 式	李德印著	250 元
28.	武式太極拳精華	薛乃印著	200 元
29.	陳式太極拳拳理闡微	馬　虹著	350 元
30.	陳式太極拳體用全書	馬　虹著	400 元
31.	張三豐太極拳	陳占奎著	200 元
32.	中國太極推手	張　山主編	300 元
33.	48 式太極拳入門	門惠豐編著	220 元
34.	太極拳奇人奇功	嚴翰秀編著	250 元
35.	心意門秘籍	李新民編著	220 元
36.	三才門乾坤戊己功	王培生編著	220 元
37.	武式太極劍精華 +VCD	薛乃印編著	350 元
38.	楊式太極拳	傅鐘文演述	200 元
39.	陳式太極拳、劍 36 式	闞桂香編著	250 元
40.	正宗武式太極拳	薛乃印著	220 元
41.	杜元化＜太極拳正宗＞考析	王海洲等著	300 元
42.	＜珍貴版＞陳式太極拳	沈家楨著	元
43.	24 式太極拳＋VCD	中國國家體育總局著	350 元

・原地太極拳系列・大展編號 11

1.	原地綜合太極拳 24 式	胡啟賢創編	220 元
2.	原地活步太極拳 42 式	胡啟賢創編	200 元
3.	原地簡化太極拳 24 式	胡啟賢創編	200 元
4.	原地太極拳 12 式	胡啟賢創編	200 元

・名師出高徒・大展編號 111

1.	武術基本功與基本動作	劉玉萍編著	200 元
2.	長拳入門與精進	吳彬　等著	220 元
3.	劍術刀術入門與精進	楊柏龍等著	220 元
4.	棍術、槍術入門與精進	邱丕相編著	220 元
5.	南拳入門與精進	朱瑞琪編著	220 元
6.	散手入門與精進	張　山等著	220 元
7.	太極拳入門與精進	李德印編著	元
8.	太極推手入門與精進	田金龍編著	元

・實用武術技擊・大展編號 112

1.	實用自衛拳法	溫佐惠著	250 元
2.	搏擊術精選	陳清山等著	220 元
3.	秘傳防身絕技	陳炳崑著	230 元

・道學文化・大展編號 12

1.	道在養生：道教長壽術	郝　勤等著	250 元
2.	龍虎丹道：道教內丹術	郝　勤著	300 元
3.	天上人間：道教神仙譜系	黃德海著	250 元
4.	步罡踏斗：道教祭禮儀典	張澤洪著	250 元
5.	道醫窺秘：道教醫學康復術	王慶餘等著	250 元
6.	勸善成仙：道教生命倫理	李　剛著	250 元
7.	洞天福地：道教宮觀勝境	沙銘壽著	250 元
8.	青詞碧簫：道教文學藝術	楊光文等著	250 元
9.	沈博絕麗：道教格言精粹	朱耕發等著	250 元

・易學智慧・大展編號 122

1.	易學與管理	余敦康主編	250 元
2.	易學與養生	劉長林等著	300 元
3.	易學與美學	劉綱紀等著	300 元
4.	易學與科技	董光壁著	280 元
5.	易學與建築	韓增祿著	280 元
6.	易學源流	鄭萬耕著	280 元
7.	易學的思維	傅雲龍等著	250 元
8.	周易與易圖	李　申著	250 元

・神算大師・大展編號 123

1.	劉伯溫神算兵法	應　涵編著	280 元
2.	姜太公神算兵法	應　涵編著	280 元
3.	鬼谷子神算兵法	應　涵編著	280 元
4.	諸葛亮神算兵法	應　涵編著	280 元

・秘傳占卜系列・大展編號 14

1.	手相術	淺野八郎著	180 元
2.	人相術	淺野八郎著	180 元
3.	西洋占星術	淺野八郎著	180 元
4.	中國神奇占卜	淺野八郎著	150 元

5. 夢判斷	淺野八郎著	150 元
6. 前世、來世占卜	淺野八郎著	150 元
7. 法國式血型學	淺野八郎著	150 元
8. 靈感、符咒學	淺野八郎著	150 元
9. 紙牌占卜術	淺野八郎著	150 元
10. ESP 超能力占卜	淺野八郎著	150 元
11. 猶太數的秘術	淺野八郎著	150 元
12. 新心理測驗	淺野八郎著	160 元
13. 塔羅牌預言秘法	淺野八郎著	200 元

・趣味心理講座・大展編號 15

1. 性格測驗① 探索男與女	淺野八郎著	140 元
2. 性格測驗② 透視人心奧秘	淺野八郎著	140 元
3. 性格測驗③ 發現陌生的自己	淺野八郎著	140 元
4. 性格測驗④ 發現你的真面目	淺野八郎著	140 元
5. 性格測驗⑤ 讓你們吃驚	淺野八郎著	140 元
6. 性格測驗⑥ 洞穿心理盲點	淺野八郎著	140 元
7. 性格測驗⑦ 探索對方心理	淺野八郎著	140 元
8. 性格測驗⑧ 由吃認識自己	淺野八郎著	160 元
9. 性格測驗⑨ 戀愛知多少	淺野八郎著	160 元
10. 性格測驗⑩ 由裝扮瞭解人心	淺野八郎著	160 元
11. 性格測驗⑪ 敲開內心玄機	淺野八郎著	140 元
12. 性格測驗⑫ 透視你的未來	淺野八郎著	160 元
13. 血型與你的一生	淺野八郎著	160 元
14. 趣味推理遊戲	淺野八郎著	160 元
15. 行為語言解析	淺野八郎著	160 元

・婦 幼 天 地・大展編號 16

1. 八萬人減肥成果	黃靜香譯	180 元
2. 三分鐘減肥體操	楊鴻儒譯	150 元
3. 窈窕淑女美髮秘訣	柯素娥譯	130 元
4. 使妳更迷人	成　玉譯	130 元
5. 女性的更年期	官舒妍編譯	160 元
6. 胎內育兒法	李玉瓊編譯	150 元
7. 早產兒袋鼠式護理	唐岱蘭譯	200 元
8. 初次懷孕與生產	婦幼天地編譯組	180 元
9. 初次育兒 12 個月	婦幼天地編譯組	180 元
10. 斷乳食與幼兒食	婦幼天地編譯組	180 元
11. 培養幼兒能力與性向	婦幼天地編譯組	180 元
12. 培養幼兒創造力的玩具與遊戲	婦幼天地編譯組	180 元
13. 幼兒的症狀與疾病	婦幼天地編譯組	180 元

3. O血型與星座	柯素娥編譯	160元
4. AB血型與星座	柯素娥編譯	120元
5. 青春期性教室	呂貴嵐編譯	130元
7. 難解數學破題	宋釗宜編譯	130元
9. 小論文寫作秘訣	林顯茂編譯	120元
11. 中學生野外遊戲	熊谷康編著	120元
12. 恐怖極短篇	柯素娥編譯	130元
13. 恐怖夜話	小毛驢編譯	130元
14. 恐怖幽默短篇	小毛驢編譯	120元
15. 黑色幽默短篇	小毛驢編譯	120元
16. 靈異怪談	小毛驢編譯	130元
17. 錯覺遊戲	小毛驢編著	130元
18. 整人遊戲	小毛驢編著	150元
19. 有趣的超常識	柯素娥編譯	130元
20. 哦！原來如此	林慶旺編譯	130元
21. 趣味競賽100種	劉名揚編譯	120元
22. 數學謎題入門	宋釗宜編譯	150元
23. 數學謎題解析	宋釗宜編譯	150元
24. 透視男女心理	林慶旺編譯	120元
25. 少女情懷的自白	李桂蘭編譯	120元
26. 由兄弟姊妹看命運	李玉瓊編譯	130元
27. 趣味的科學魔術	林慶旺編譯	150元
28. 趣味的心理實驗室	李燕玲編譯	150元
29. 愛與性心理測驗	小毛驢編譯	130元
30. 刑案推理解謎	小毛驢編譯	180元
31. 偵探常識推理	小毛驢編譯	180元
32. 偵探常識解謎	小毛驢編譯	130元
33. 偵探推理遊戲	小毛驢編譯	180元
34. 趣味的超魔術	廖玉山編著	150元
35. 趣味的珍奇發明	柯素娥編著	150元
36. 登山用具與技巧	陳瑞菊編著	150元
37. 性的漫談	蘇燕謀編著	180元
38. 無的漫談	蘇燕謀編著	180元
39. 黑色漫談	蘇燕謀編著	180元
40. 白色漫談	蘇燕謀編著	180元

・健康天地・大展編號18

1. 壓力的預防與治療	柯素娥編譯	130元
2. 超科學氣的魔力	柯素娥編譯	130元
3. 尿療法治病的神奇	中尾良一著	130元
4. 鐵證如山的尿療法奇蹟	廖玉山譯	120元
5. 一日斷食健康法	葉慈容編譯	150元
6. 胃部強健法	陳炳崑譯	120元

7. 癌症早期檢查法	廖松濤譯	160 元
8. 老人痴呆症防止法	柯素娥編譯	170 元
9. 松葉汁健康飲料	陳麗芬編譯	150 元
10. 揉肚臍健康法	永井秋夫著	150 元
11. 過勞死、猝死的預防	卓秀貞編譯	130 元
12. 高血壓治療與飲食	藤山順豐著	180 元
13. 老人看護指南	柯素娥編譯	150 元
14. 美容外科淺談	楊啟宏著	150 元
15. 美容外科新境界	楊啟宏著	150 元
16. 鹽是天然的醫生	西英司郎著	140 元
17. 年輕十歲不是夢	梁瑞麟譯	200 元
18. 茶料理治百病	桑野和民著	180 元
19. 綠茶治病寶典	桑野和民著	150 元
20. 杜仲茶養顏減肥法	西田博著	170 元
21. 蜂膠驚人療效	瀨長良三郎著	180 元
22. 蜂膠治百病	瀨長良三郎著	180 元
23. 醫藥與生活㈠	鄭炳全著	180 元
24. 鈣長生寶典	落合敏著	180 元
25. 大蒜長生寶典	木下繁太郎著	160 元
26. 居家自我健康檢查	石川恭三著	160 元
27. 永恆的健康人生	李秀鈴譯	200 元
28. 大豆卵磷脂長生寶典	劉雪卿譯	150 元
29. 芳香療法	梁艾琳譯	160 元
30. 醋長生寶典	柯素娥譯	180 元
31. 從星座透視健康	席拉・吉蒂斯著	180 元
32. 愉悅自在保健學	野本二士夫著	160 元
33. 裸睡健康法	丸山淳士等著	160 元
34. 糖尿病預防與治療	藤山順豐著	180 元
35. 維他命長生寶典	菅原明子著	180 元
36. 維他命 C 新效果	鐘文訓編	150 元
37. 手、腳病理按摩	堤芳朗著	160 元
38. AIDS 瞭解與預防	彼得塔歇爾著	180 元
39. 甲殼質殼聚糖健康法	沈永嘉譯	160 元
40. 神經痛預防與治療	木下真男著	160 元
41. 室內身體鍛鍊法	陳炳崑編著	160 元
42. 吃出健康藥膳	劉大器編著	180 元
43. 自我指壓術	蘇燕謀編著	160 元
44. 紅蘿蔔汁斷食療法	李玉瓊編著	150 元
45. 洗心術健康秘法	竺翠萍編譯	170 元
46. 枇杷葉健康療法	柯素娥編譯	180 元
47. 抗衰血癒	楊啟宏著	180 元
48. 與癌搏鬥記	逸見政孝著	180 元
49. 冬蟲夏草長生寶典	高橋義博著	170 元
50. 痔瘡・大腸疾病先端療法	宮島伸宜著	180 元

51. 膠布治癒頑固慢性病	加瀨建造著	180 元
52. 芝麻神奇健康法	小林貞作著	170 元
53. 香煙能防止癡呆？	高田明和著	180 元
54. 穀菜食治癌療法	佐藤成志著	180 元
55. 貼藥健康法	松原英多著	180 元
56. 克服癌症調和道呼吸法	帶津良一著	180 元
57. B 型肝炎預防與治療	野村喜重郎著	180 元
58. 青春永駐養生導引術	早島正雄著	180 元
59. 改變呼吸法創造健康	原久子著	180 元
60. 荷爾蒙平衡養生秘訣	出村博著	180 元
61. 水美肌健康法	井戶勝富著	170 元
62. 認識食物掌握健康	廖梅珠編著	170 元
63. 痛風劇痛消除法	鈴木吉彥著	180 元
64. 酸莖菌驚人療效	上田明彥著	180 元
65. 大豆卵磷脂治現代病	神津健一著	200 元
66. 時辰療法—危險時刻凌晨 4 時	呂建強等著	180 元
67. 自然治癒力提升法	帶津良一著	180 元
68. 巧妙的氣保健法	藤平墨子著	180 元
69. 治癒 C 型肝炎	熊田博光著	180 元
70. 肝臟病預防與治療	劉名揚編著	180 元
71. 腰痛平衡療法	荒井政信著	180 元
72. 根治多汗症、狐臭	稻葉益巳著	220 元
73. 40 歲以後的骨質疏鬆症	沈永嘉譯	180 元
74. 認識中藥	松下一成著	180 元
75. 認識氣的科學	佐佐木茂美著	180 元
76. 我戰勝了癌症	安田伸著	180 元
77. 斑點是身心的危險信號	中野進著	180 元
78. 艾波拉病毒大震撼	玉川重德著	180 元
79. 重新還我黑髮	桑名隆一郎著	180 元
80. 身體節律與健康	林博史著	180 元
81. 生薑治萬病	石原結實著	180 元
82. 靈芝治百病	陳瑞東著	180 元
83. 木炭驚人的威力	大槻彰著	200 元
84. 認識活性氧	井土貴司著	180 元
85. 深海鮫治百病	廖玉山編著	180 元
86. 神奇的蜂王乳	井上丹治著	180 元
87. 卡拉 OK 健腦法	東潔著	180 元
88. 卡拉 OK 健康法	福田伴男著	180 元
89. 醫藥與生活(二)	鄭炳全著	200 元
90. 洋蔥治百病	宮尾興平著	180 元
91. 年輕 10 歲快步健康法	石塚忠雄著	180 元
92. 石榴的驚人神效	岡本順子著	180 元
93. 飲料健康法	白鳥早奈英著	180 元
94. 健康棒體操	劉名揚編譯	180 元

95. 催眠健康法　蕭京凌編著　180 元
96. 鬱金（美王）治百病　水野修一著　180 元
97. 醫藥與生活(三)　鄭炳全著　200 元

・實用女性學講座・大展編號 19

1. 解讀女性內心世界　島田一男著　150 元
2. 塑造成熟的女性　島田一男著　150 元
3. 女性整體裝扮學　黃靜香編著　180 元
4. 女性應對禮儀　黃靜香編著　180 元
5. 女性婚前必修　小野十傳著　200 元
6. 徹底瞭解女人　田口二州著　180 元
7. 拆穿女性謊言 88 招　島田一男著　200 元
8. 解讀女人心　島田一男著　200 元
9. 俘獲女性絕招　志賀貢著　200 元
10. 愛情的壓力解套　中村理英子著　200 元
11. 妳是人見人愛的女孩　廖松濤編著　200 元

・校園系列・大展編號 20

1. 讀書集中術　多湖輝著　180 元
2. 應考的訣竅　多湖輝著　150 元
3. 輕鬆讀書贏得聯考　多湖輝著　180 元
4. 讀書記憶秘訣　多湖輝著　180 元
5. 視力恢復！超速讀術　江錦雲譯　180 元
6. 讀書 36 計　黃柏松編著　180 元
7. 驚人的速讀術　鐘文訓編著　170 元
8. 學生課業輔導良方　多湖輝著　180 元
9. 超速讀超記憶法　廖松濤編著　180 元
10. 速算解題技巧　宋釗宜編著　200 元
11. 看圖學英文　陳炳崑編著　200 元
12. 讓孩子最喜歡數學　沈永嘉譯　180 元
13. 催眠記憶術　林碧清譯　180 元
14. 催眠速讀術　林碧清譯　180 元
15. 數學式思考學習法　劉淑錦譯　200 元
16. 考試憑要領　劉孝暉著　180 元
17. 事半功倍讀書法　王毅希著　200 元
18. 超金榜題名術　陳蒼杰譯　200 元
19. 靈活記憶術　林耀慶編著　180 元
20. 數學增強要領　江修楨編著　180 元

國家圖書館出版品預行編目資料

綠茶治病寶典 / 桑野和民 著，陳永寬 譯；
－初版－臺北市　大展 ，1994【民 83】
面 ； 21 公分 －（元氣系列；3）
譯自：食べる綠茶バイブル
ISBN 957-557-476-1（平裝）
1. 食物治療　2. 茶

418.914　　83010230

TABERU RYOKUCHA BIBLE

Originally published in Japan in 1993 by NITTO SHOIN CO.,LTD.
Chinese translation rights arranged through TOHAN CORPORATION, TOKYO and HONGZU ENTERPRISE CO.,LTD.TAIPEI.

<本書原編 （健康天地；19）>

綠茶治病寶典

ISBN 957-557-476-1

原 著 者 / 桑野和民
編 譯 者 / 陳　永　寬
發 行 人 / 蔡　森　明
出 版 者 / 大展出版社有限公司
社　　址 / 台北市北投區（石牌）致遠一路 2 段 12 巷 1 號
電　　話 /（02）28236031・28236033・28233123
傳　　真 /（02）28272069
郵政劃撥 / 01669551
E - mail / dah_jaan@yahoo.com.tw
登 記 證 / 局版臺業字第 2171 號
承 印 者 / 高星印刷品行
裝　　訂 / 日新裝訂所
排 版 者 / 千賓電腦打字有限公司
初版 1 刷 / 1994 年（民 83 年）11 月
2 版 1 刷 / 2002 年（民 91 年） 9 月

定價 / 170 元

一億人閱讀的暢銷書！

4 ～ 26 集　定價300元　特價230元

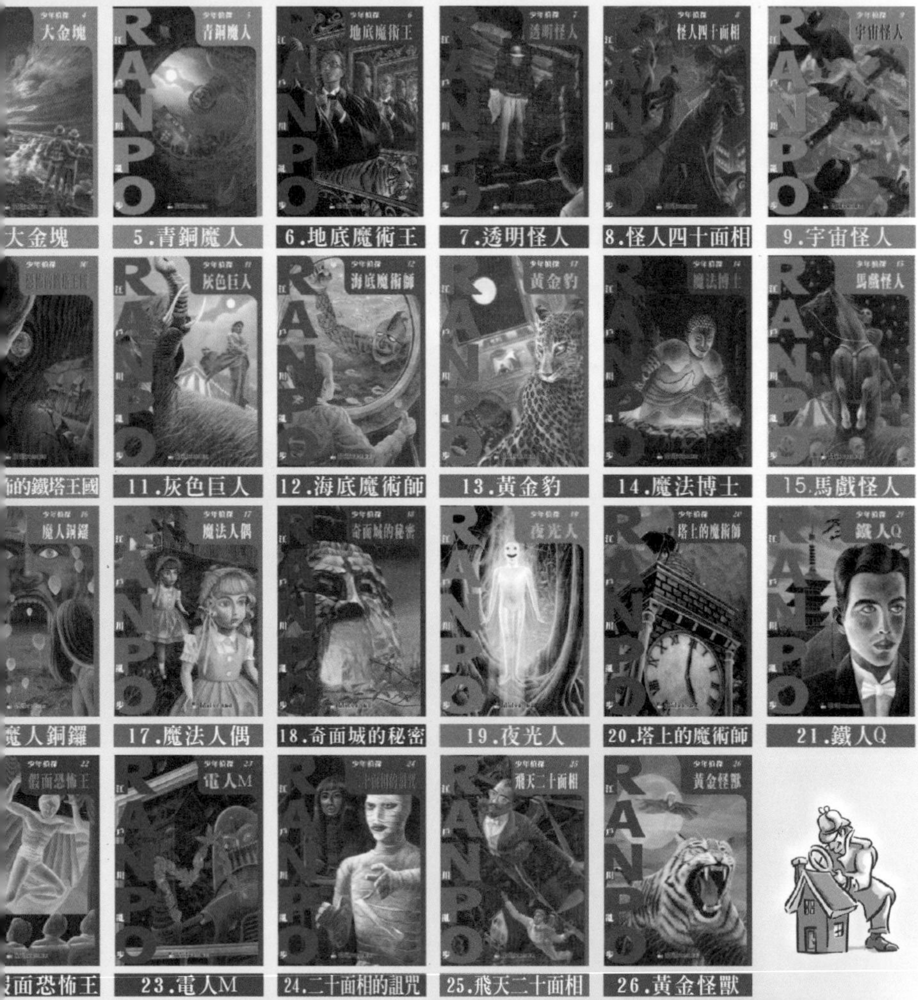